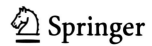

中文翻译版

Dry Eye: A Practical Approach
干眼诊疗实用手册

原著者　Colin Chan

主　译　王　薇　李学民

副主译　江晓丹

译　者（按姓氏笔画排序）

万　雨　马佳晖　王　薇　王岳鑫

王震宇　任晓彤　江晓丹　李学民

杨嘉瑞　宋　航　周　鹏　周义霖

郝　然

U0214967

科学出版社

北　京

图字：01-2019-3428 号

内 容 简 介

随着人口老龄化的加剧及手机、电脑等电子产品中电子屏幕的广泛使用，干眼的发病率逐年增高，严重危害患者的身心健康，基于此种情况，本书译者团队精心翻译了此书。本书介绍了干眼的核心知识：干眼的定义和分类、流行病学、办公室筛查和诊断、人工泪液、医疗管理、手术管理和未来的发展方向。还介绍了关于干眼当前的最新治疗指南，最新学术研究，国际公认的根据干眼专家的个人经验提炼而成的实用技巧，这些技巧具有很大的临床指导价值。采用表格和流程图的形式可协助眼科医师高效使用本书。本书简洁实用、通俗易读，适合各级眼科医师和干眼患者阅读参考。

图书在版编目（CIP）数据

干眼诊疗实用手册 /（澳）科林•陈（Colin Chan）著；王薇，李学民主译．－北京：科学出版社，2019.8
书名原文：Dry Eye：a Practical Approach
ISBN 978-7-03-061823-8

Ⅰ．①干… Ⅱ．①科… ②王… ③李… Ⅲ．①干眼病－诊疗－手册
Ⅳ．① R591.41-62

中国版本图书馆 CIP 数据核字（2019）第 138462 号

责任编辑：王灵芳 / 责任校对：张林红
责任印制：赵　博 / 封面设计：华图文轩

科 学 出 版 社 出版
北京东黄城根北街 16 号
邮政编码：100717
http：// www.sciencep.com
三河市春园印刷有限公司 印刷
科学出版社发行　各地新华书店经销
*
2019 年 8 月第 一 版　　开本：720×1000　1/16
2019 年 8 月第一次印刷　　印张：7 1/4
字数：151 200
定价：78.00 元

（如有印装质量问题，我社负责调换）

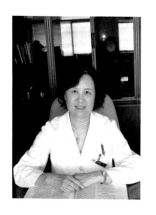

王薇 教授，主任医师，博士研究生导师。在北京大学第三医院主要从事白内障及老年性相关眼病的治疗，同时从事视网膜神经保护及眼科病理的研究，主持多个相关国家级研究项目，在国内外权威学术期刊发表多篇学术论文。现任中国女医师协会眼科专业委员会副主任委员，中华医学会眼科学分会白内障学组委员和视觉生理学组委员，中国国家药典委员会委员，亚太眼病理与肿瘤协会委员，《中华眼科杂志》等核心期刊编委。

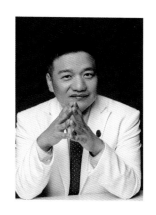

李学民 教授，主任医师，博士研究生导师。现任北京大学第三医院眼科白内障专科主任和眼表泪膜组组长，主攻白内障、干眼、视光、遗传性眼病、糖尿病视网膜病变等。从事眼科 20 年，自 1999 年来，参与视觉第一中国行动、对口扶持、健康快车、共铸中国心等扶贫复明工程，完成各类晶状体手术约 8 万例。开展老年眼表的相关工作 10 余年，在北京大学第三医院首次开设了干眼门诊，开创干眼新技术新疗法 10 余项，在干眼诊治，尤其是疑难干眼方面有着丰富的经验。作为首席科学家和项目主要负责人，主持新型角膜植片"脱细胞真皮基质（ADM）"多中心临床验证，该植片已获得 2017 年国家科学技术进步奖提名。

在中国，随着人口老龄化的加剧及手机、电脑等电子产品中电子屏幕的广泛使用，干眼的发病率逐年增高，严重危害患者的身心健康。2015 年，北京大学第三医院成立干眼门诊及眼表与泪膜亚专科，每日接诊量高达数百人，占总眼科门诊人数的 30％。全国各地慕名而来的疑难干眼患者，深受干眼疾病的痛苦，甚至有的患者足不出户，生活质量受到了极大的影响。自 2006 年起，我从事眼表干眼与泪膜相关的临床诊疗及研究，探索多种干眼治疗的新技术、新疗法，深刻体会到，干眼患者的诊疗亟须规范化、精准化及个性化。干眼的影响因素有很多：自身免疫系统、环境、季节、年龄、睡眠、药物、心理健康、地域等，针对每个不同的干眼患者，只有采用规范化的诊疗流程，精准化地进行病因病理分析，方能制订最佳的个性化治疗方案。

本书全面介绍了干眼的定义、危险因素、流行病学、诊断标准及治疗方法，全方位覆盖了临床干眼诊疗所需要的知识，更难能可贵的是，原书作者通过多个病例分析，对干眼的诊疗进行了详细的讲解，便于读者理解。现今将此书翻译成中文版，期望通过此书，能够系统化广大基层医师的干眼知识，规范广大基层医师的干眼诊疗能力，为中国广大的干眼患者提供实实在在的个性化诊疗。

北京大学第三医院

李学民

2019 年 5 月

在大部分的工作日里，我都会遇到极度紧张，甚至哭泣的患者（通常为女性）坐在我面前，告诉我干眼如何毁掉了他（她）的生活。为何这种现象在我的诊室中如此常见？主要有三个原因：①干眼影响人们日常生活中的所有活动，甚至睡眠，导致生活质量严重受损；②随着人口老龄化的加剧和人群电脑使用率的上升，同时很多干眼患者得不到有效的治疗进而导致疾病迁延加重，引起干眼的发病率逐年上升；③最后一点，也是本书成文的动力，那就是目前在整个眼科医疗体系中，缺乏对干眼正确治疗及疾病管理的有效认识。

本书旨在用一种方便阅读并有利于临床使用的方法，来呈现目前医疗界对干眼的普遍认识。每一章的重点知识都会被特殊标注，而且每一章内容都相对简短，更加切中主题。本书最后一章为病例汇报，能够对其余章节的知识进行有效的临床教学。成文后，看着本书的作者列表，我感觉就像参加了一次联合国会议。我所认识的每一位作者，都在用自己的热情和激情与业内专业人士分享治疗干眼的经验。

在此，我要感谢所有为此书贡献他们宝贵精力的作者，同样要感谢 Springer 出版集团以及工作人员，能够让此书成刊。最后，最感谢的是我的妻子 Amelia 以及我的父母，感谢他们的鼓励、爱和支持。

Colin Chan, MBBS（Hons）FRANZCO

澳大利亚悉尼南威尔士州

第一章

干眼的定义和分类

Anthony J. Bron

一、背景

泪液主要分布于眼表的两个部位，一部分位于穹窿部以及眼睑后方的空间内，另一部分为眼表泪液，包括泪河及泪膜。角膜前的泪膜厚度约为 3μm。泪液中的大部分水性成分来源于泪腺，少部分来源于结膜，而泪液中的胶黏蛋白主要由结膜上的杯状细胞分泌。睑板腺能够分泌脂质形成泪液表面的脂质层，有效减缓泪液的蒸发。蒸发所导致的泪液损失由新形成的泪液不断补充，随着瞬目及眼球运动，新鲜泪液均匀混合并分布于眼表，这些动作能够避免暴露的眼表变得干燥。眼表的湿润性对于正常眼表至关重要，主要与跨膜黏蛋白（MUC1，MUC4 以及 MUC16））相关，这些蛋白表达在上皮细胞表面的多糖 - 蛋白质复合物中。此外，两种多糖 - 蛋白质复合物成分（MUC16 以及泌乳素 -3）在阻止染料（如荧光素、丽丝胺绿）进入健康上皮中尤为重要。这些蛋白的缺失，与染色剂点状浸润显著相关。

在睡眠中，当眼睛闭合时，泪液的分泌量达到最低值。在清醒状态时，泪液分泌量由传递至眼表的感觉刺激所决定，因此，当睡醒后睁开眼睛，由于泪液的分泌量增加，泪液流率显著上升。泪液渗透压的稳态，是由眼表和分泌组织之间的反射弧来完成的，在外界刺激下，泪液流量受到调节，进一步调节渗透压。此外，还存在一个负责调节情绪性泪液的高位控制中枢。调控反射弧的传入神经主要由眼表三叉神经的分支组成，尤其是分布于人体神经分布最丰富的角膜的三叉神经分支。处理中枢位于脑干的上涎核，它接收三叉神经传入神经的突触信号，并发出信号至传出神经，即第Ⅶ对脑神经的中间神经元，这些副交感神经纤维突触与翼腭神经节的神经元形成突触联系，进一步支配腺体组织。

通过由泪腺功能单位（lacrimal functional unit，LFU）组成的反馈环路，在周边环境中的空气流动、温度及湿度发生变化时，泪液流量相应调整。泪腺功能单位可以看作是一个快速反应系统，在促使眼表更干燥的环境下（如低湿度及高风速条件），增加泪液流量及瞬目频率，从而达到时刻适应环境变化的效果。如果失去这项功能，很大程度上会导致干眼的发生。尽管杯状细胞及睑板腺是受神经支配的结构，目前没有相关证据表明此反射弧对于它们的分泌功能有调节作用。

> **小贴士**：LFU 是一个以神经反射为基础的系统，能够控制水液的分泌，也可能控制黏蛋白及脂质的分泌，从而应对环境当中的各种刺激。

二、干眼的定义

医学上的疾病定义总是尝试涵盖这种疾病所有的特点，从而使它与其他疾病进行鉴别。这项任务很困难，因为疾病会随着时间进展，一个阶段的疾病定义可能并不适用于另一阶段。因此，疾病定义是一种选择性的妥协，仅在某些情境下符合，而不适用于全部情况。疾病分类也存在相同的情况，倾向于根据疾病的相似性来对异常进行分组。在这篇文章中，干眼的定义基于目前对干眼发病机制的理解，其分类是基于不同病因如何激活相应发病机制而定义的。

简单来说，干眼是一种由泪液高渗透压所引起的慢性眼表的炎症状态，通常伴有眼表症状。眼表包括角膜表面、

球结膜、睑结膜，还可以拓展到睑缘。一个最近的国际指南（DEWS）提出了以下的定义：

干眼是一种由多种因素引起的泪液及眼表的异常，进而导致眼表不适症状、视物模糊以及泪膜稳定性下降，同时可能伴有眼表的损伤。干眼伴发泪膜渗透压升高及眼表炎症反应的增加。

> **小贴士**：简单来说，干眼是一种由泪液高渗透压所引起的慢性眼表的炎症状态，通常伴有眼表症状。
>
> 像其他慢性炎症状态一样，如果得不到有效的治疗，干眼疾病会加重。
>
> 缺乏干眼症状不是不进行干眼治疗的原因。

三、干眼的分类

干眼的分类最好依据其病因进行，这意味着，寻求病因也就是寻求导致泪液高渗透压以及眼表损伤的原因。

（一）泪液高渗透压的来源

泪液高渗透压状态可能由两个直接原因导致，而这两个直接原因就是干眼的两种主要分类（图 1-1）：①水液缺乏型干眼（aqueous-deficient dry eye，ADDE）；②蒸发过强型干眼（evaporative dry eye，EDE）。

水液缺乏型干眼是由于泪腺疾病或泪腺功能失调，导致泪液容量减少，泪

液蒸发进而引起泪液高渗透压。泪腺分泌的减少可能由以下原因导致：

1. 泪腺的器质性疾病，如干燥综合征。

2. 泪液从泪腺流出障碍，如瘢痕性类天疱疮。

3. 对机体稳态的干扰。

在后面的情况中，表面麻醉或三叉神经异常可能导致感觉传入阻滞，而翼腭神经节和第三级神经元的损害可能导致反射传出阻滞。此外，泪腺分泌可能因为一些全身性药物的使用而产生药物

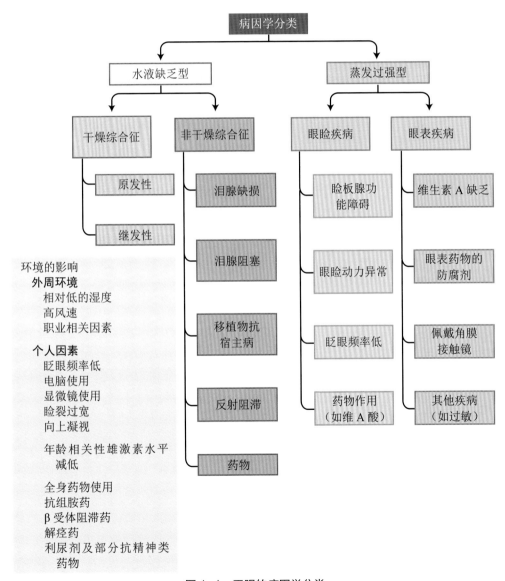

图 1-1　干眼的病因学分类

性抑制。

> **小贴士**：干眼主要有两种类型：水液缺乏型干眼和蒸发过强型干眼，二者均导致泪液高渗透压。

蒸发过强型干眼是由于泪膜的蒸发增加，但患者的泪腺功能正常。由于泪膜脂质层是阻止眼表蒸发的主要屏障，所以毋庸置疑，导致泪膜脂质层异常的疾病——睑板腺功能障碍（meibomian gland dysfunction，MGD），是蒸发过强型干眼的主要病因。此外，泪液蒸发增加也可以由瞬目间隔增长、睑裂过宽等因素导致，因此这两者也可导致蒸发过强型干眼。

> **小贴士**：睑板腺功能障碍是蒸发过强型干眼的主要病因。

应该重视的是，以上的分类方法在临床上十分方便，所有形式的干眼本质上均为蒸发型，因为泪液高渗透压状态只能由蒸发引起的水分缺失而导致。

> **小贴士**：泪液高渗透压是水液缺乏型干眼和蒸发过强型干眼共同的关键发病机制，进而产生最初始的病理改变——炎症反应。

（二）眼表的稳态

无论导致泪液高渗透压的原因是什么，这种高渗透压状态会启动眼表稳态应答，产生更多感觉神经传入驱动，通过泪腺功能单位（LFU）作用于泪腺。在蒸发过强型干眼的患者中，因为泪腺功能正常，这种稳态应答会刺激泪腺分泌，在一些测试中发现，这种分泌能够代偿泪液渗透压的升高。最终，通过超过正常量的泪液量及泪液流量代偿，泪液渗透压的水平到达一种稳定的状态。这项高泪液流量的假说可以在 Schirmer Ⅰ检查中得到支持，即 MGD 患者的 Schirmer 结果显著高于正常人，这意味着 MGD 患者泪液分泌量增加。目前仍需要更多针对泪液流量的复杂检查来支持这一项理论。

同样，这种眼表稳态应答所产生的感觉驱动增加，在水液缺乏型干眼患者中也存在，但由于基础泪液分泌不足，所产生的渗透压代偿水平较差，在最终达到稳定状态时，这种类型的干眼具有泪液高渗透压、低泪液量及低泪液流量的临床特点。

> **小贴士**：蒸发过强型干眼和水液缺乏型干眼都会导致泪腺反射驱动增加。蒸发过强型干眼能够在初始阶段通过泪腺分泌量增加来代偿高渗透压状态，而水液缺乏型干眼缺乏此功能。

此外，需要注意的是，在一些实验中发现，对泪腺的过度反射弧刺激，会诱导泪腺内产生神经源性炎症因子，导致腺体自身抗体的表达、T 细胞的活化以及炎症介导因子释放入泪液。同时，也有研究认为，对泪腺的过度反射弧刺激，会引起"泪腺疲劳"状态。

1. 环境因素在干眼发生中的作用 任何类型的干眼均易受能够引起泪液蒸发增加以及泪液渗透压增高的环境、行为因素的影响。因此，环境因素会加剧干眼患者的症状，而对于那些本身具有干眼倾向的患者，这些环境因素会诱发干眼的发生。在平时的生活中，这些可能加重干眼的环境因素无处不在，比如周围环境干燥、天气状态恶劣、吹风时风速过高等，再比如患者长期处于空调的环境中以及高海拔环境（如经常乘坐飞机旅行）。

同样，蒸发增加也会由一些个人因素导致，这些因素可以看作是个人的内部环境因素。因此，泪液高渗透压状态可能由一系列会引起瞬目间隔增长、睑裂增宽的因素所导致。长期的视频终端操作、阅读、显微镜工作、高难度视觉任务工作（比如在高的货架上寻找货物或进行斯诺克比赛等），会导致人的瞬目频率降低，同时凝视时间增长，进一步导致泪液渗透压增高。此外，一些全身性药物的使用会减少泪腺分泌，可能导致泪液渗透压升高，也是干眼的危险因素之一。目前，已经有研究探索了干眼症状和日常生活的相关性。

这些环境因素在一些工作条件下（如机组人员需长期进行飞行工作），对于干眼的发生起到了重要的作用。暴露于这些环境因素且容易受到这些因素影响的人群，他们的工作受到了极大的干扰，此外，一些眼部手术（如 LASIK）的预后也受到影响。对这些可能的影响的了解，能够帮助设定预防干眼的措施。

小贴士：一些环境因素可能会增加泪液的蒸发，包括：①风／空调；②长时间的视觉注意，比如使用电脑、阅读等。

2. 泪液高渗透压：干眼发病的核心机制 泪液高渗透压被认为是所有类型干眼发病的核心机制，泪液高渗透压的发生可能由直接因素导致，即由于泪液流量减少或蒸发过多；也可能由间接因素导致，即由于泪膜的不稳定性。一旦眼表泪液高渗透压状态建立，会进一步形成恶性循环，首先导致眼表症状，并产生上述眼表稳态的代偿反应，同时促进炎症反应，产生慢性的眼表损伤，最终导致疾病自发逐渐加重。

泪液高渗透压诱发了眼表上皮细胞内的层级炎症反应，包括 MAPK 和 NF-κB 信号通路以及 IL-1α、IL-1β、TNF-α、MMPs 等炎症因子。这些炎症因子会激活眼表炎症细胞，导致黏蛋白表达的下调、眼表上皮细胞的凋亡以及杯状细胞的缺失。上皮细胞损伤或死亡是干眼患者眼表染色点染的基础，这主要是由黏蛋白的缺失引起的。黏蛋白缺失导致隔离眼表染色剂的屏障受损，同时也使得眼表湿润环境难以维持。杯状细胞缺失是所有类型干眼共有的特征，可以通过结膜活检以及印记细胞学检查明确，干眼患者能够发现黏蛋白MUC5AC水平显著降低。

小贴士：一旦眼表泪液高渗透压状态建立，会进一步形成恶性循环，首先导致眼表症状，并产生上述眼表稳态的代偿反应，同时促进炎症反应，产生慢性的眼表损伤，最终导致疾病自发逐渐加重。

上述因素通过刺激角膜和结膜的神经末梢，加重了干眼的临床症状。干眼的不适症状主要由几方面原因导致：①泪液高渗透压、藻酸盐性炎症介质；②瞬目或眼球运动时因缺乏由杯状细胞分泌的具有润滑作用的黏蛋白而产生的眼表剪切力。眼表损伤，尤其是表面黏蛋白的缺失，会导致眼表保湿性下降、泪膜不稳定性增高，引起泪膜破裂时间缩短。如果疾病继续进展，当泪膜在两次瞬目之间破裂，这就可能到达了干眼发生的临界点。主要机制是当泪膜破裂时，泪膜破裂区会形成一个高渗透压的区域，并沿着角膜表面向四周传递，泪液高渗透压的峰值，就在泪膜最先破裂的区域。因此，泪膜破裂时间越短，局部的泪液高渗透压状态越强，且眼睛暴露于高渗透压的时间越长。

在瞬目之间发生泪膜破裂，也会导致干眼的恶性循环，并使得疾病病程迁延。泪膜破裂区域引起了眼表的高渗透压损伤，反过来，眼表高渗透压损伤又会加剧泪膜不稳定性，可能进一步增加泪液高渗透压状态。到了这一阶段，干眼可能已经进入一个自发加重的状态，导致干眼的原发因素已经不起主要作用了。

小贴士：瞬目之间的泪膜破裂，是干眼发病的临界点，它会加重眼表高渗透压损伤，甚至导致更严重的泪膜不稳定性。

更重要的是，刺激三叉神经末梢，不仅会产生疼痛，也会通过LFU产生干眼的代偿机制，比如说增加泪腺分泌以及增加瞬目频率，一定程度上缓解了泪液高渗透压的发展。这些特点影响了干眼的临床特征，并将在后续章节介绍混合型干眼时进行介绍。

四、干眼的病因学分类

（一）水液缺乏型干眼

1. 干燥综合征（Sjögren syndrome）型干眼 干燥综合征是一种自身免疫广泛参与，导致泪腺以及唾液腺受累的外分泌疾病。全身其他组织器官也有累及。泪腺及唾液腺被活化的T细胞浸润，导致腺泡细胞和腺管细胞死亡，引起泪液及唾液的分泌减少。腺体内的炎症激活导致眼表上皮细胞表面自身抗原的表达，并引起组织特异性 CD4$^+$ 以及 CD8$^+$ 的 T 细胞聚集。唾液腺 T 细胞浸润根据疾病严重程度不同而有所不同，在轻度患者中 T 细胞散在分布，而在重度患者中可以观察到弥漫的炎症浸润，B 细胞占炎症细胞的主要部分，并伴随着渐进性的腺管组织缺失。组织学上来看，Th1 细胞及其产物如 INF-γ，被认为是组织损伤的主要原因，但近年的研究也发现，Th-17 相关细胞（滤泡 T 细胞、Tf、Th-22 细胞以及调节 T 细胞——IL-17 轴）以及它们的产物，特别是 IL-17，在泪腺及唾液腺损伤中起主要作用。此外，泪液分泌减少也可能存在可逆的神经分泌阻滞，包括局部释放的炎症因子及循环中的抗体（如 M3 抗体）的作用。干燥综合征也可能是自身免疫疾病或结缔组织病的一部分，如类风湿关节炎、系统性红斑狼疮、原发性胆道硬化症、皮肌炎等，类风湿性干燥综合征是最常见的一种类型。原发性干燥综合征是一种独立的自身免疫性疾病。

干燥综合征并非不常与蒸发过强型干眼（如 MGD）共存，在这些两种类型干眼共存的患者当中，可能存在水液缺乏型干眼和蒸发过强型干眼疾病之间的相互作用。

2. 非干燥综合征型干眼

（1）原发性泪腺功能障碍：非干燥综合征型干眼（NSDE）是指排除了全身自身免疫疾病、特征性干燥综合征型干眼，由于泪腺疾病或功能异常所导致的干眼。然而，无论其他部分如何介绍，此处的非干燥综合征型干眼特指年龄相关性泪腺功能障碍。

1）先天性无泪症：先天性无泪症或泪腺发育障碍是一种遗传性疾病，有时伴发唾液腺的发育不全，是一种婴幼儿期罕见的干眼类型。此疾病也可能作为某种遗传综合征临床表现的一部分而存在。

2）泪腺损伤：在任何年龄，干眼均可能由眼睑手术中损伤腺管导致，从解剖结构上来看，腺管进入了外上穹窿部。在这种情况下，干眼并不是不可避免的临床结局，因为副泪腺及结膜分泌的液体在一些病例中发现具有代偿的作用。

3）年龄相关性泪腺功能障碍：是最常见的非干燥综合征型干眼，并且主要在老年患者中发现。在过去，这种病曾被称为干燥性角结膜炎（keratoconjunctivitis sicca，KCS）。随着年龄增长，正常人群的泪腺中出现增长的 CD4$^+$ 和 CD8$^+$T 细胞浸润，引起泪腺腺泡细胞和腺管细胞的进行性破坏，进而导致泪液分泌减少。从组织病理学上来看，轻度的泪腺炎会导致周围腺管及腺泡间的纤维化，并导致腺管间血管缺失、腺泡细胞萎缩。这种临床特点与干燥综合征型干眼相似，但通常来说，发病年龄较晚，疾病进展速度更慢，且疾病严重程度通常来说比干燥综合征型干眼轻。

（2）继发性泪腺功能障碍

1）无泪症：可能是遗传综合征的一部分临床表现。

a. Allgrove 综合征（AAA 综合征）：是一种进展性的隐性遗传疾病，先天性无泪与贲门失弛缓及 Addison 病相关，Addison 病主要表现为中枢神经变性及自主神经功能失调。Allgrove 综合征由 *AAAS* 基因及其编码的蛋白 ALADIN 的突变导致。

b. 家族性自主神经异常（Riley–Day 综合征）：是常染色体隐性遗传病，由编码 IkB 激酶相关蛋白的基因突变导致。

干眼及角膜损害是无泪症的主要表现，伴随情绪性及反射性泪液分泌显著减少，同时患者也缺少眼表的感觉神经传入，存在先天性的对疼痛不敏感。泪腺功能异常由泪腺缺乏自主神经传入导致。

无泪症也与泪腺炎、泪 - 耳 - 齿 - 趾综合征（lacrimal-auriculo-dental- digital syndrome，LADD）、Pierre Robin 序列相关。

2）泪腺浸润：在一些全身性疾病中，泪液分泌可能由于其他形式的泪腺炎症浸润而减少。

a. 结节病：干眼由肉芽肿性炎症浸润泪腺导致。

b. 淋巴瘤：干眼由淋巴瘤样细胞浸润泪腺导致。

c. 艾滋病：艾滋病相关性干眼，由 T 细胞浸润泪腺导致，与干燥综合征不同，前者主要是 $CD8^+$ 抑制 T 细胞参与，而后者主要为 $CD4^+$ 辅助 T 细胞参与。

3）移植物抗宿主病（GVHD）：干眼是移植物抗宿主病的常见并发症，主要发生在造血干细胞移植后约 6 个月，机体产生对泪腺及眼表的免疫攻击，导致复杂的混合型干眼发生，此型干眼同时具有水液缺乏型干眼和蒸发过强型干眼的特征，此外还存在由原发病导致的眼表炎症。由于 $CD4^+$ 和 $CD8^+$ T 淋巴细胞与抗原成纤维细胞的共同作用，产生泪腺纤维化。此外，睑板腺出现萎缩及缺失，产生瘢痕，进一步引起蒸发过强型干眼。

4）泪腺导管阻塞：任何形式的结膜炎瘢痕愈合，均有可能引起主泪腺、眼睑腺体及副泪腺的导管堵塞，造成继发性水液缺乏型干眼。瘢痕形成过程可能同时造成瘢痕性 MGD，此外，眼睑畸形会随之造成泪液动力学的异常，使得蒸发过强因素也作用于干眼发生的过程中。

导致泪腺导管阻塞的疾病主要包括沙眼、瘢痕性类天疱疮、黏膜性类天疱疮、多形性红斑以及化学烧伤和热烧伤等。

5）神经反射阻滞：此型干眼主要是指由于反射弧中 LFU 的异常所导致的泪腺分泌减少。在清醒状态下，泪液分泌主要由来自角膜的三叉神经（尤其是冷觉感觉神经纤维）的感觉传入而产生维持量。在睡眠状态下眼睛闭合时，由于感觉传入达到最小值，泪液分泌量也达到最低值，当眼睛睁开时，眼表暴露于外界环境，感觉传入增加，会反射性促进泪液分泌。

a.传入阻滞：眼表感觉传入的减少，会从两个方面引起干眼的发生，一方面引起反射性泪液分泌的减少，另一方面降低了瞬目频率，增加了蒸发过强因素。有研究发现，眼表使用丙美卡因进行麻醉，瞬目频率下降约30%，泪液分泌量下降60%～75%。

此外，最近的研究发现泪液渗透压受到人体内环境的影响，并且能够反映人体的水代谢状态。因此，干眼以及高泪液渗透压的患者，其血浆的渗透压也升高，反过来，机体缺水状态的人群（如老年人及生命垂危的人），其泪液渗透压也显著升高。因此，有学者提出可以通过检测泪液渗透压来评估机体的缺水状态，因为泪液渗透压检测具有迅速、可靠性高等优点。

b.传出阻滞：各种原因（如进行听神经瘤手术）导致的外周面神经包括中间神经元的损伤，会引起对泪腺的副交感神经支配受损。因为主泪腺和副泪腺的神经支配是相似的，因此一旦神经受损，泪液分泌无法得到有效代偿。此外，因为面神经麻痹会导致完全或部分眼睑闭合不全，导致蒸发过强因素增加，可能导致暴露性角膜病变。

（二）蒸发过强型干眼

蒸发过强型干眼具有正常的泪腺功能，它的发病是由于眼表蒸发率增加而导致。其病因包括眼睑相关因素及眼表相关因素，也被相应称为内源性蒸发过强型干眼和外源性蒸发过强型干眼。

1.眼睑相关性蒸发过强型干眼

（1）睑板腺功能障碍：睑板腺分布于睑板中，腺体的开口位于睑缘黏膜和皮肤的交界处。睑板腺脂质分泌于睑缘皮肤的游离部，进一步通过瞬目扩散至泪膜的表面。

睑板腺功能障碍是最常见的蒸发过强型干眼的类型。最近的一份国际指南中，睑板腺功能障碍的定义如下：

睑板腺功能障碍是一种慢性的、弥漫性的睑板腺异常，通常具有终末腺管阻塞和（或）腺体分泌物性质及量的改变。这些异常进一步导致泪膜的改变，引起眼部刺激症状、临床上明显的炎症改变以及眼表疾病。

睑板腺功能障碍可能是原发或继发于其他眼表局部疾病或全身疾病。主要包括瘢痕性及非瘢痕性两种形式（图1-2）。

（2）非瘢痕性睑板腺功能障碍：是最常见的睑板腺功能障碍类型，终末腺管由于过度角化或脂质黏度增加而堵塞，腺体开口位于睑缘的皮肤，在皮肤黏膜交界处之前。这项体征对治疗具有提示作用，因为如果腺体功能能够重建，腺体开口应该位于合适的位置，以利于脂质排出。睑板腺开口阻塞通常伴随着睑板腺分泌物的稠厚和污浊，这些性状改变的分泌物会阻塞腺管，并在睑板腺开口处形成栓子。腺管阻塞导致继发性腺体萎缩，在睑板腺照相中表现为腺体缺失。非瘢痕性睑板腺功能障碍主要作

为原发病而发生，50 岁之后的人群患病率随年龄增加而增高。此外，非瘢痕性睑板腺功能障碍也可继发于其他疾病，如红斑痤疮、脂溢性皮炎、变应性皮炎等皮肤病。需要注意的是，维 A 酸、异维 A 酸等治疗痤疮的药物会导致可逆性的睑板腺萎缩型睑板腺功能障碍。同样，还有一些罕见的病例报道，通过摄入污染的食用油而暴露于多氯联苯，会引起皮肤粗糙以及痤疮样改变，睑板腺出现

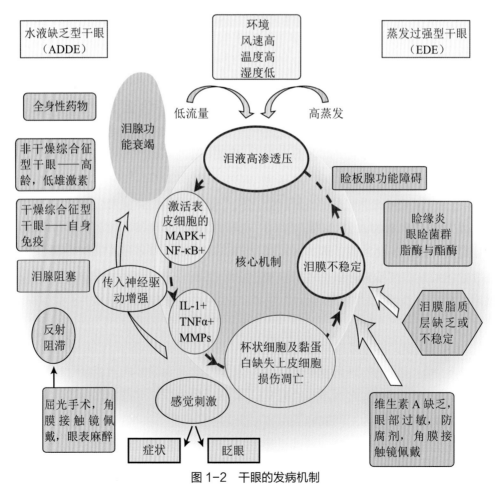

图 1-2　干眼的发病机制

脂溢性改变，分泌物更加稠厚并形成腺体囊样改变。

小贴士：睑板腺腺体萎缩是慢性 MGD 的终末结局。因此：现有的 MGD 指南推荐，即使患者的症状很轻微，也应使用相对积极的治疗，来预防睑板腺损伤；一些终末阶段的睑板腺功能障碍患者存在睑板腺萎缩，可能对治疗反应较差。

（3）瘢痕性睑板腺功能障碍：首先，在瘢痕性睑板腺功能障碍中，由于睑板腺终末腺管和睑板腺开口处结膜的瘢痕形成，睑板腺终末腺管发生延长、牵拉以及狭窄等改变，导致终末腺管阻塞。造成的结果是，累及的睑板腺开口及其腺管从其原来的黏膜皮肤交界处前方，被牵拉至附近的睑结膜黏膜。主要的诊断特征是出现睑缘游离区对合黏膜的隆起的嵴样改变（elevated ridges），这意味着受牵拉的终末腺管暴露于变薄的黏膜上皮下。瘢痕性睑板腺功能障碍可能在单一眼睑同时影响多个腺体，与非瘢痕性睑板腺功能障碍（见下述）同时存在。

在非瘢痕性睑板腺功能障碍中，诊断基于腺体以及腺管开口的体征，即出现睑板腺开口栓塞，分泌物的稠厚、污浊或缺失。目前通过对睑板腺功能障碍的严重程度进行分级的方法，能够测量睑板腺腺体缺失的程度（睑板腺照相），睑缘脂质的量（睑板腺测量），评估泪膜脂质层的存在以及分布特征（相干光测量）。

瘢痕性睑板腺功能障碍是一个由结膜瘢痕导致的更加弥漫的病变，主要发生在瘢痕性结膜疾病，如沙眼、类天疱疮、Stevens-Johnson 综合征以及化学烧伤等。同时，也可伴随红斑痤疮 和春季角结膜炎。疾病范围相比原发性疾病更加广泛，腺管及其开口一起被牵拉至睑结膜处。在一些严重的患者中，腺管及其开口甚至无法肉眼可见，因为它们被瘢痕组织所包裹。不论是瘢痕性还是非瘢痕性睑板腺功能障碍，甚至在疾病早期腺管仍然清晰的状态下，腺体已无法向眼表泪膜有效分泌油脂。

（4）睑板腺功能障碍的症状：具有其自己的特点，可能具有正常的泪液蒸发率。然而，随着疾病的进展，腺管阻塞的程度和范围逐渐增大，泪膜脂质层的形成出现障碍，使得泪膜失去了防止蒸发的屏障作用。相关的因素包括泪膜脂质层的变薄和不规则性增加、每次瞬目的泪膜分布时间减少，以及脂质层成分改变。这些均会导致泪液蒸发率增加，最终导致蒸发过强型干眼。

（5）睑裂功能异常或睑 / 球平衡失调：睑裂宽度增加及眼球突出，均会导致泪膜暴露增加、蒸发变强，进一步增加眼表干燥、泪液高渗透压的风险。在 Graves 病中，眼球突出在眼表暴露的作用中，有几方面因素参与，包括眼睑后退、眼睑迟落、不全瞬目、眼睑闭合不全以及眼球运动受限，这使得泪液分布受到影响。在正常人中，有研究发现在向上凝视时眼表暴露及蒸发率显著增加，这提示在一些需要长时间向上凝视工作人群中（如需要在高货架上寻找货物的员工、头部压低眼睛向上的斯诺克台球选手等），他们的眼表干燥概率升高。

眼睑闭合不全或眼睑解剖缺损会导致暴露时间增加、泪膜覆盖眼表功能差，引起眼表干燥发生。在眼睑整形手术中，如引起面神经麻痹，会引起上述闭合不全发生，此外，在正常人中，一定程度的眼睑闭合不全也十分常见。眼球表面靠近角巩膜缘处的凸起，也会导致泪液分布的异常，并导致局部的干燥和角膜小凹形成，常见原因包括局部肿瘤、化疗、结膜下出血以及 Graves 病，还包括滤过泡以及翼状胬肉、斜视、白内障术后的影响。

（6）瞬目频率过低：眼表干燥可能与瞬目频率降低有关，瞬目频率降低会增长瞬目间隔时间，并使得下次瞬目前泪液的蒸发时间增加。瞬目降低通常发生在需要更多注意的视觉工作中（如视频终端工作、玩电脑游戏、显微镜工作等），此外，当眼睛向下方凝视时（如阅读），瞬目频率也会降低。外侧锥状体疾病帕金森病患者同样伴随瞬目减低，同时，患者眼球运动障碍还会对泪膜分布存在影响，可能引起干眼并导致进展性眼肌麻痹。此外，帕金森患者可能具有睑板腺脂质分泌障碍、自主神经系统功能失调导致的反射性泪液减少以及作用于泪腺及睑板腺的雄激素异常，这些因素共同作用，对干眼发生有促进作用。

2. 眼表相关性疾病： 外源性病因眼表暴露性疾病可能导致眼表湿润不足、早期泪膜破裂、泪液高渗透压以及干眼。病因包括维生素 A 缺乏、长期使用眼表麻醉剂及防腐剂等。角膜接触镜可能会导致眼部水分丢失增加。

（1）维生素 A 缺乏：在维生素 A 缺乏的患者中，结膜杯状细胞数量减少，进而黏蛋白表达下降导致泪膜稳定性下降、泪膜破裂时间变短，引起干眼。此外，泪腺的损伤也可能导致真性水液缺乏型干眼。

（2）眼表药物及防腐剂的应用：眼表药物及防腐剂可以诱发眼表的炎症反应，导致干眼。青光眼患者长时间应用含防腐剂（尤其是苯扎氯铵）的眼药水，具有诱发干眼的风险。在一个非盲的研究中，共纳入 4107 例青光眼患者，使用含防腐剂眼药水的患者眼表病变发生率是使用不含防腐剂眼药水患者的两倍。此外，症状和体征的发生频率是剂量依赖性的，但将药物换为不含防腐剂眼药水时，研究发现眼表病变可以恢复。短时间应用含防腐剂眼药水会降低泪膜稳定性，并且增加角膜上皮渗透性。长时间应用含防腐剂眼药水时，导致连锁炎症反应，如 HLA-DR 和 ICAM-1 的表达显著上升，导致眼表细胞损伤、凋亡和上皮病变，包括杯状细胞缺失、MUC5AC 表达下降以及眼表湿润能力降低。Fraunfelder 提出了全身性药物和眼表局部药物会从多个方面相互作用，导致干眼的发生。

（3）眼表麻醉剂：眼表麻醉剂的应用会从两个方面导致干眼。一方面，它能减少感觉传入至泪腺，减少泪腺分泌及瞬目频率；另一方面，长时间应用眼表麻醉剂会导致神经萎缩性角膜炎，进一步引起角膜穿孔。

（4）佩戴角膜接触镜：长期使用角膜接触镜可能会引起角膜上皮改变，并引起眼表炎症因子（HLA-DR 和 ICAM-1）表达的改变。在不同的研究中，角膜接触镜对杯状细胞密度以及黏蛋白表达的影响没有定论。然而，约 50% 的角膜接触镜佩戴人群主诉有干眼症状，是正视眼人群的 12 倍，佩戴框架眼镜人群的 5 倍。女性相较男性，更可能有干眼主诉。角膜接触镜佩戴人群的干眼症状与高泪液渗透压相关，但此渗透压尚未达到通常认为的干眼患者的泪液高渗透压状态。尽管存在争议，但目前普遍接受的观点是，含水量高的镜片与泪液脂质层变薄相关，进一步引起泪膜破裂时间缩短、蒸发过强导致水液丢失以及

更高频率的干眼症状。镜片保湿性不足可能也对蒸发过强有影响，Efron 等发现当患者佩戴低含水量的角膜接触镜时，角膜接触镜能够维持角膜的水化作用，这部分患者干眼症状不明显。相反的，大量研究表明，与干眼症状态相关的特征会使得患者产生角膜接触镜的不耐受。

（5）过敏性结膜炎：具有多种类型，包括季节性过敏性结膜炎，春季角结膜炎以及变应性角结膜炎。Beaver Dam 研究表明，平衡了其他影响因素（如使用全身性抗组胺药物）后，眼部过敏被认为是干眼发生的危险因素之一。在季节性过敏性结膜炎中，致敏患者接触过敏原时，会引起 IgE 致敏巨细胞的脱颗粒反应，释放炎症因子，导致眼表激活 Th2 应答，先后在结膜、角膜上皮发生反应。实验发现，Th2 应答会刺激杯状细胞分泌，并引起表面膜黏蛋白的缺失。眼表上皮细胞死亡发生时，会导致点状角结膜炎。眼表损伤以及炎症介质会引起过敏症状。

在春季角结膜炎以及变应性角结膜炎中，还存在额外的炎症及黏膜下改变。过敏性眼病引起角膜和结膜的表面不规则性增高，导致泪膜不稳定，产生局部眼表干燥。在睑板腺功能障碍共存的情况下，上述情况会进一步加重。眼睑水肿和睑缘不规则会影响眼睑闭合及泪膜分布，因而加重干眼。

五、干眼症状、干眼混合状态及复杂型干眼

（一）干眼症状的来源

干眼是一种有明显症状的疾病，通常会引起慢性的眼部功能损害。然而，临床中可能遇到一部分患者，偶然发现他们具有眼表点染、泪膜破裂时间缩短、泪液高渗透压，然而却没有临床症状。对于这一类患者，我们无法得知他们的自然病程，也难以评估他们的临床预后。然而，有证据表明，此种"不完全干眼"可能在屈光手术中表现出较差的临床预后，包括屈光度数反弹等风险。因此，认识此类患者，并帮助其决定是否手术、了解手术预后具有重要意义。

小贴士：即使干眼患者没有临床症状，认识干眼患者也具有重要意义，因为干眼可能影响屈光手术预后，角膜接触镜耐受程度。

相似的，睑板腺功能障碍也被认为是一种有明显症状的疾病，然而，临床上可以见到无明显睑缘及眼表体征，且无明显症状的睑板腺功能障碍患者。Korb 将这种情况定义为"非明显性"睑板腺功能障碍，主要以分泌功能异常或睑板腺分泌物质量异常为特征。同样，目前无法得知，此种状态如果不进行有效治疗，随着时间延长是否会引起慢性的、有症状的睑板腺功能障碍，甚至睑板腺功能障碍相关性蒸发过强型干眼。

干眼症状是由于眼表病理改变导致的，然而，目前发现患者的干眼症状和客观记录的干眼体征相关性较弱。这个现象在临床试验中也常常存在，一些治疗能够对临床体征有明显的改善作用，然而患者的临床症状并没有显著改善。这种不一致性存在很多可能的原因，对这一现象最可能的解释是，导致干眼不适感的因素很多，而这些因素对症状的作用随着疾病的进展而发生改变。泪液高渗透压是常见干眼的核心特点，而且研究发现眼表应用高渗溶液会引起疼痛，因此泪液高渗透压在这种情况下被认为是早期眼部疼痛的原因。如果这是导致干眼眼痛的唯一原因，那么单纯闭眼防止泪液蒸发将在很短的时间内缓解眼部的不适感，然而现实情况不是这样。

泪液高渗透压刺激眼表将导致炎症介质释放入泪液，其中一些具有藻酸盐的特点，能够刺激感觉神经末梢。同时，随着干眼严重程度的增加，杯状细胞密度进行性下降，导致眼表润滑功能受损，引起眼表、眼睑以及眼球之间的摩擦和牵拉，可能增加眼部的不适症状。这种症状可能源于干眼相关状态，包括原发疾病（如睑板腺功能障碍）或者明显继发于干眼的疾病（如结膜松弛、眼睑摩擦所致上皮病变等）等。

小贴士：干眼症状和体征的不一致性可能与多种因素导致"干眼疼痛"有关，包括：①泪液高渗透压；②释放藻酸盐类炎症介质；③由于杯状细胞的缺失引起的眼睑和结膜之间的摩擦和牵拉；④角膜感觉的异常。

（二）角膜敏感性在干眼中的作用

角膜敏感性在干眼自然病程中的作用尚不清楚，但其与干眼症状及代偿应答密切相关。角膜感觉兴奋性升高在干眼患者及具有干眼症状的患者中有所报道，可能会增强眼痛症状并促使泪腺对有毒物质刺激产生代偿性泪液。大部分的研究表明，角膜敏感性在慢性干眼疾病中功能受损。可以确定的是使用角膜共聚焦显微镜，发现干眼患者角膜形态学改变，包括基质层神经纤维束的减少。角膜敏感性对干眼概念的含义具有补充意义，随着干眼严重程度增加，疾病主要经历这样的阶段：首先感觉兴奋性增高，随后感觉兴奋性抑制。在感觉兴奋性抑制的阶段里，由角膜感觉反射引起的泪腺分泌将会减少，使得疾病前一阶段通过刺激泪液分泌而具有的代偿功能消失。这将导致患者症状减轻但会随之出现疾病相关的临床体征。

（三）混合型干眼

睑板腺功能障碍是常见的临床疾病，因此水液缺乏型干眼及蒸发过强型干眼并存并非少见，两种干眼类型并存，会导致干眼严重程度增加。一个典型的例子就是干燥综合征型干眼。此外，在最近的一项多中心研究中，发现混合型干眼也十分常见。如上所述，混合型干眼由两种类型的干眼共存并共同作用引起。此外，混合型干眼也可能由其他原因导致。

已有假说提出，在干眼的早期阶段，眼表的改变会导致传入泪腺的感觉输入增多，在不同类型的水液缺乏型干眼及蒸发过强型干眼中引起不同的代偿性反应。比如说睑板腺功能障碍相关的蒸发过强型干眼，疾病早期，健康的泪腺对感觉传入增加会产生无限制的泪腺分泌反应，泪液渗透压增高会导致泪腺分泌量及泪液量显著增加，最终产生泪液渗透压相对稳定的状态。随着疾病的进展，眼表出现感觉敏感性下降，感觉传入减少，导致泪腺分泌量直接减少，代偿能力下降进而泪液渗透压升高。这引发了机体混合型干眼的发生，包括由于 MGD 引起的蒸发过强型干眼，以及 LFU 代偿功能缺失导致的功能性水液缺乏型干眼。

相比而言，单纯性水液缺乏型干眼由于进展性的泪腺病变，会引起泪腺分泌进行性下降以及泪液量和泪膜厚度的持续性减少，这与泪膜脂质层在眼表的分布变缓慢相关，可以导致泪液蒸发增加。这种情况也会受角膜敏感性下降及感觉传入缺失影响，而进一步加重。在此情况下，已有假说认为功能性蒸发过强型干眼的因素也参与了单纯性水液缺乏型干眼的致病过程，代表了另一种混合型干眼形式。

小贴士：原发性水液缺乏型干眼可能导致继发性的功能性蒸发过强型干眼；原发性蒸发过强型干眼可能导致继发性的功能性水液缺乏型干眼。因此，中度至重度的干眼患者通常同时具有水液缺乏型干眼及蒸发过强型干眼的临床特点，难以判断原发病因。

上述假说解释了为什么在大量临床检查的基础上，临床中仍然常常难以明确区分水液缺乏型干眼和蒸发过强型干眼。因此，尽管一些研究报道水液缺乏型干眼的蒸发率下降，然而出乎意料的是，也有研究发现蒸发率增加或蒸发率数值波动范围大。

（四）其他复杂类型干眼

除了上述的混合型干眼，一些特定病因引起的干眼存在多种作用机制共同作用，可以同时具有水液缺乏型干眼和蒸发过强型干眼的临床特征，或者产生除了干眼自身症状之外的症状。这些可能的病因包括春季角结膜炎、变应性角结膜炎、移植物抗宿主病、Graves 病以及眼表防腐剂毒性等。

睑板腺功能障碍是一种可以引起临床症状的疾病，当其严重程度足以引起蒸发过强型干眼时，睑板腺功能障碍及干眼的症状将会共同作用。干眼症状已被广泛了解并被加入了相应干眼问卷中，然而现存的问卷没有区分由睑板腺功能障碍的眼睑因素引起的症状以及单纯干眼的症状。在将来的研究中，可能考虑将睑缘发红、睫毛缺失、睑缘发痒并需要搔抓来缓解症状加入需评估的症状中。眼睑相关症状的评估在临床研究中非常重要，因为仅针对干眼发病机制的治疗方法，可能对睑板腺功能障碍的睑缘所引起的临床症状无效。

睑板腺功能障碍合并前部睑缘炎在临床上也十分常见，因此临床症状可能也是两种疾病的叠加。二者都可能由全身性皮肤病（如红斑痤疮、变应性皮炎、脂溢性皮炎等）引起，并且通过睑缘细菌培养可以发现，疾病可能同时伴发细菌载量增加。已有研究发现，变应性皮炎以及全身使用维 A 酸，与金黄色葡萄球菌培养高阳性率相关。有证据表明，眼睑常驻菌群可以影响睑板腺脂质成分，并影响泪膜脂质层稳定性。Shine 和 McCulley 的研究发现，胆固醇可以促进金黄色葡萄球菌的生长，正常人群中，睑板腺脂质成分中胆固醇含量高的人群，睑缘葡萄球菌菌株的量是胆固醇含量低的人群的 2 倍。正常眼睑常驻菌群（凝固酶阴性葡萄球菌、金黄色葡萄球菌以及痤疮丙酸杆菌）可以产生酯酶及脂肪酶，释放脂肪酸、单酰甘油及二酰甘油进入泪膜，可能引起眼表刺激症状，并形成泪河中泡沫，这一现象被认为是"睑板腺泡沫"的基础。

小贴士：前部睑缘炎及睑板腺功能障碍，通常共同发生，能够互相促进，它们的症状可能互相叠加。

六、总结

这一章主要介绍了干眼的定义及两种主要的类型，水液缺乏型干眼及蒸发过强型干眼。尽管这种分类对于临床十分方便，然而蒸发性水液缺失在两种类型的干眼中均具有重要作用。泪液及眼表高渗透压是干眼共同的致病机制。在这一章中，我们介绍了多种干眼的诱因及病因，为进一步制订诊断及治疗方法提供了基础。

第二章

干眼的流行病学

Fiona Stapleton,Qian Garrett,Colin Chan,and Jennifer P.Craig

一、干眼的影响

干眼（DED）是一种常见的慢性疾病，其在国际上受到广泛关注。干眼会导致眼部不适、疼痛、视力下降，严重影响生活质量。干眼患者日常活动受限出现的可能性是正常人的2～3倍，其可能表现在阅读、工作、使用电脑、看电视、白天或夜间驾驶等活动中。干眼也会对社会造成影响，因为那些患有干眼的屈光不正的患者不适合进行屈光手术，并且在隐形眼镜佩戴和化妆品使用上也存在限制。

干眼也可能影响白内障手术的效果。

> • 干眼患者日常活动受限出现的可能性是正常人的2～3倍，其可能表现在阅读、工作、使用电脑、看电视、白天或夜间驾驶等活动中。

干眼困扰高达35%的人群，其中女性占到2/3，绝经后妇女的风险更高。对于50岁以上的中老年人，8%的女性和4%的男性会受到严重干眼的困扰。眼部干涩是干眼患者就医的主要原

因。因此，由于直接和间接原因，干眼会带来巨大的医疗保健费用和工作效率降低。干眼引起的经济负担很重：在美国，干眼治疗的平均费用约为每例患者11 302美元，总计550亿美元。每年治疗干眼的直接费用，包括口服和局部用药、泪点塞、诊疗费，保健品共约7830（7570～9080）亿美元，间接费用38.4亿美元。效用评估研究表明，严重干眼与中到重度心绞痛对生活影响程度相似。而对于严重干眼的患者，其生活能力甚至低于髋部骨折。干眼占医院门诊量的20%，占视光门诊的11%～20%。

> • 眼部干涩是干眼患者就医的主要原因。
> • 眼干在女性中更加多见，并且女性比男性更容易患严重的干眼。

目前干眼治疗疗效不佳。因此，严重干眼的患者每年症状出现时间超过200天，并且每年50%的病假都用在了干眼上。不太严重（非Sjögren综合征）的干眼每年会干扰患者191天的工作，

并导致每年 2 天的缺勤。目前评估干眼治疗对其慢性症状的疗效或其经济影响的研究比较少。随着预期寿命的延长和人口老龄化，干眼对于经济和社会的影响还会不断增加。

> - 目前干眼的治疗不足，导致症状经久不愈，患者常年求医。
> - 人口老龄化会增加干眼的经济负担。

过去 10 年来，我们对 DED 流行病学的了解取得了显著进展，这主要归功于我们对该病潜在的原因又有了更深的了解，即泪液渗透压和眼表炎症。2007 年泪膜和眼表学会国际干眼研讨会将 DED 定义为"眼泪和眼表的多因性疾病，可以导致眼部不适、视力下降和泪膜不稳定，并可能引起眼表损伤。其常伴有泪膜渗透压的增加和眼表的炎症"（2007 年）。

干眼的发生是源于泪膜因泪液产生减少和（或）泪液蒸发过度而受损。该疾病可以大致分为缺水型或蒸发过强型，尽管实际上干眼患者常常表现为两种类型的混合。睑板腺功能障碍（MGD）引起的蒸发过强型干眼是干眼的主要类型，其在人口数据和门诊临床队列研究中均是如此。研究中 45% ～ 65% 具有干眼症状的患者存在 MGD，同时许多患有 MGD 的患者缺乏干眼症状。本章将总结两类干眼的发病率和相关危险因素。

> - 睑板腺功能障碍是干眼最常见的亚型。

二、干眼的发病率

早期有关 DED 发病率的研究结果不尽相同，部分原因是这些研究中使用的疾病定义不同，针对干眼缺乏单一或联合的临床检查进行确诊。2007 年 DEWS 流行病学小组委员会审查了干眼相关的主要流行病学研究，并证实 50 岁以上个体的干眼患病率为 5% ～ 30%。委员会认为严重干眼的患病率可能处于该范围的最低值，而轻度或偶发的干眼的患病率接近该范围的上限。通过问卷调查和临床的研究得到的发病率通常较高，而通过以治疗为导向或治疗方案的研究中得到的发病率较低。

> - 50 岁以上人群，干眼的患病率估计在 5% ～ 30%。
> - 发病率的估计因非标准化定义而有所不同。
> - 大部分患有干眼的患者无症状。

表 2-1 展示了基于关键人群的研究和记录分析得到的 DED 发病率。近期的研究结果与 2007 年 DEWS 报告中的结果基本一致，其中与年龄和性别相关的比例更高。与最近在高加索人群中的研究（美国海狸大坝研究、海狸大坝后代研究、医师健康研究、退伍军人事务数据库审计）相比，亚洲人群（韩国、中国和日本）的研究在排除了年龄和性别的影响后得到了相似的高发病率。大量证据表明，种族差异是 DED 明确的危险因素。

MGD 的患病率也没有定论，因为缺乏标准化的定义和标准化的 MGD 分级方法。MGD 也没有标准化的问卷调查表。MGD 的症状经常与干眼和（或）前部睑缘炎的症状重叠，并且 MGD 常常无症状。基于人群的研究显示其患病率为 3.5%～68.3%。

表 2-2 总结了目前较重要人群研究及其疾病定义。首先，可以看到那些在疾病定义中不包括症状的研究报告的患病率较低。作为诊断标准的临床体征也有很大差异，一些研究侧重于次要临床指标，比如泪液质量或泪液稳定性的测量。而另一些研究则关注特定的睑缘特征性改变。例如，来自北京眼科研究的患病率相对较高，达到了 68%。该研究关于 MGD 的定义包含了眼睑疾病和干眼的临床表现。在采用大致类似 MGD 定义和抽样技术的研究的情况下，基于亚洲人群研究中的发病率大多数都较高，而以高加索人群为主的研究发病率相对较低。

- 睑板腺功能障碍在亚洲人群中似乎更常见。
- 睑板腺功能障碍的患病率可能随着年龄增长而增加，并且在女性人群中更高。

关于 MGD 年龄特异性的流行病学研究很少。目前对于年龄对 MGD 的影响尚未达成共识，亚洲人群研究显示年龄对其发病没有影响。这些研究表明 MGD 是干眼的常见亚型，并且证实无

症状的 MGD 比高加索人群高 2.5 倍。

然而，从逻辑上讲，如果干眼的患病率随着年龄增长而增加，那么 MGD 作为干眼最常见的亚型很有可能随着年龄的增长而增加。一项西班牙研究纳入了超过 1000 例 40 岁以上的无症状和有症状的 MGD 患者。该研究发现无症状和有症状的 MGD 的患病率均随着年龄增长而增加。同一项研究发现，无症状的 MGD 在男性中更多见。与年龄的情况类似，MGD 相关的性别特异性流行病学研究也很少。总体而言，大多数研究似乎指出，干眼在女性中更为常见，女性更易患有严重干眼。从逻辑上讲，由于 MGD 是干眼最常见的亚型，因此可以推出 MGD 在女性中的患病率和严重程度应该更高。

三、干眼的危险因素

干眼高患病率的相关因素：①年龄；②女性，绝经后妇女应用雌激素治疗和雄激素缺乏。睑板腺的功能受雄 / 雌激素平衡影响。普遍认为雄激素相对缺乏或雌激素相对过量可促进睑板腺功能障碍。③全身抗组胺药应用。④ LASIK 和屈光手术。干眼是屈光手术的并发症。角膜感觉神经的破坏导致相对的神经营养障碍和正常泪道反射弧的破坏。⑤放射治疗。⑥维生素 A 缺乏症。⑦丙型肝炎感染。⑧造血干细胞移植。骨髓移植后患者可发生移植物抗宿主病。

本综述还列出了一系列不同证据等

表 2-1　干眼的发病率（大型队列研究和记录分析）

作者	研究时间	国家/地区	人群	年龄（岁）	定义	基数(人)	发病率	95%CI
Schein et al.（1997）	1993～1995	美国	索尔兹伯里眼科研究，2420人	≤65	至少经常或总是出现一项（总共6项）症状	2420	14.6%	13.2%～16.0%
McCarty et al.（1998）		澳大利亚	墨尔本视觉损伤项目，926人，其中男性493人，女性433人	≤40	至少一项（共6项）症状（不为枯草热）为严重表现	926	5.5%有症状 / 1.5%～16.3%，客观检查阳性	4.0%～7.0%
Moss et al.（2000）	1995～2005	美国	5年和10年的Beaver Dam眼科研究，3722人	63±10（48～91）	主诉"过去3个月，甚至更久是否有干眼症状"	2414（44%男性）	全人群21.6% / 48～59岁，17.3% / <80, 28.0%* / 男性17.2% / 女性25%*	19.9%～23.3%
Chia et al.（2003）	1999～2001	澳大利亚	蓝山眼科研究，1174人	60.8（50～90）	至少出现一项（共4项）症状（不论严重程度）或至少一项中度或重度症状	1075	16.6%（至少一项症状） / 15.3%（3项以上症状）	14.3%～18.7% / 13.1%～17.5%
Schaumberg et al.（2003）	1992～1996	美国	女性健康研究，女性38 124人	49～89	临床诊断干眼病史或长期有干眼症状	36 995	7.8%（50岁以上的女性，排除年龄因素）	7.5%～8.1%

续表

作者	研究时间	国家/地区	人群	年龄（岁）	定义	基数（人）	发病率	95%CI
Schaumberg et al.（2009）	1997～2004	美国	医生健康研究，25 444人	64.3（50～90）	临床诊断干眼或有干眼症状（经常有干涩和刺激）	25 444	男性 4.3%；50～54岁, 3.9%; <80岁, 7.7%*	4.1%～4.5%；3.7%～4.1%
Galor et al.（2011）	2005～2010	美国	迈阿密和拉劳德沃德老兵研究，16 862人	21～90	《国际疾病分类标准》（第9版）。编码375.15	16 862	全人群 10%；男性 12%；女性 22%	9.5%～10.5%
Viso et al.（2012）	2005～2006	西班牙	国家健康服务注册，1155人	63.6±14.4（40～96）	症状以及至少 Schirmer ≤5 mm，或 TBUT ≤10 s，或角膜荧光素染色≥1，或孟加拉红染色评分≥3	654（32.7%，男性243，女性411 62.8%）	全人群 11%	8.6%～13.3%
Paulsen et al.（2014）	2005～2008	美国	Beaver Dam Offspring研究，3275人，其中女性1789人（54.9%）	21～84	主诉症状以及至少每天一次眼药应用	3275	14.5%；男性 10.5%；女性 17.9%	13.3%～15.7%
Lee et al.（2002）	2001	印度尼西亚	100个家庭（农村为主）共1058人	≤21	至少经常出现一项症状（共6项）	1058	27.5%（矫正年龄）；21～29岁, 19.2%; <60岁, 30.0%	24.8%～30.2%；15.0%～23.5%；20.1%～39.5%

续表

作者	研究时间	国家/地区	人群	年龄（岁）	定义	基数（人）	发病率	95%CI
Lin et al.（2003）	1999～2000	中国台湾	Shihpai 眼科研究，2038 人	≤65	至少经常出现一项（共 6 项）症状	1361	33.7%	32.4%～34.9%
Han et al.（2011）	2008～2009	韩国	657 人（男性 317 48.2%，女性 340 51.8%）城市 346 人，农村 311 人	72（65～95）	经常出现干眼症状＋一项：TBUT≤10 s，Schirmer≤5mm，角膜荧光素色≥1	657	33.2 %（矫正了年龄、性别、农村）	28.8%～37.3%
Jie et al.（2009）	2001	中国北京	北京眼科研究 2001，4439 人	57（40～84）	1+ 以下：TBUT≤10 s；Schirmer≤5 mm；角膜荧光素染色≥1，睑缘血管扩张和（或）睑板腺开口堵塞或 TBUT≤4s 或 Schirmer≤4 mm，或荧光素染色≥2	1957（女21%性 1112）	女 21%	19.2%～22.8%
Zhang et al.（2012）	2010	中国山东	1902 名高中生		既往诊断干眼或有严重症状（经常干涩或刺激症状）	1885（男性 958，女性 927）	男 23.7%	21.8%～25.6%
Guo et al.（2010）	2006 年 6～9 月	内蒙古	2112 人（男性 1125，53.3%）	54.9±11.7（40～91）	至少经常出现 1 项症状	1816	50.1%	47.8%～52.4%

续表

作者	研究时间	国家/地区	人群	年龄（岁）	定义	基数（人）	发病率	95%CI
Uchino et al.（2011）	2010年2～3月	日本	3294人	40～80	严重干眼症状（眼部干涩或刺激症状）或患者自述临床诊断干眼	2644（男性1211女性1423）	女性21.6% 男性12.5%	19.5%～23.9% 10.7%～14.5%
Uchino et al.（2013）		日本	日本使用视频终端的中青年办公室职员（561人）	22～65	至少常出现一项干眼症状合并至少一项：TBUT≤10s，Schirmer≤5mm，或荧光素染色≥Ⅰ级	561（187女性，374男性）	女性18.7% 男性8%	13.4%～25.1% 5.5%～11.3%

TBUT: 泪膜破裂时间

* 统计学上年龄和性别有显著影响

表2-2 蒸发过强型干眼症的发病率

作者	研究时间	国家/地区	人群	年龄（岁）	定义	基数（人）	发病率	95%CI
Viso et al.（2009）	2005年5月～2006年3月	西班牙	国家健康服务注册共1155人	63.6±14.4（40～96）	按压出现蜡状分泌物或无分泌物，眼睑血管扩张或睑板腺开口堵塞	654（32.7% 男性243，女性411 62.8%）	30.5% 在干眼病人中45.8%	26.9%～34.1% 34.8%～57.2%
Viso et al.（2012）	2005年5月～2006年3月	西班牙	619[男性229（37%）；女性390（63%）]	63.4（40～96）	至少一项：①按压出现蜡状分泌物或无分泌物；②出现超过两处睑缘血管扩张；③超过两个睑板腺开口堵塞	619	无症状MGD：21.9% 有症状MGD：8.6%	18.8%～25.3% 6.7%～10.9%

续表

作者	研究时间	国家/地区	人群	年龄（岁）	定义	基数（人）	发病率	95%CI
Siak et al.（2012）		新加坡	新加坡马来眼科研究（SiMES）3271人（51.8%女性）	40～79	至少一支眼睑缘血管扩张或睑板腺开口堵塞	3271	56.3%	53.3%～59.4%
Lin et al.（2003）	1999～2000	中国台湾	Shihpai眼科研究，2038人	≥65	眼睑缘血管扩张或睑板腺开口堵塞	1361	60.8%	59.5%～62.1%
Molinari et al.（2000）	1999	美国	226人[113人现役（ADF），113人退役（USV）]		无法分泌的表现：不透明，轻度混浊；轻微充血；不包括睑腺开口囊样扩张，无症状或仅有轻度刺激	113 ADF; 113US USV	现役佩戴角膜接触镜MGD 5.3%；退役未佩戴角膜接触镜MGD 14.2%	1.7%～9.4%；7.8%～20.6%
Home et al.（1990）		美国	398人	≥10～60	睑板腺分泌物混浊或缺失	398（男200性，女性198）	38.9%；10～19, 18.2%；20～29, 33.3%；30～39, 40%；40～49, 34.9%；50～59, 51.4%；≥60, 67.2%	34.1%～43.7%

级的其他危险因素（表 2-3）。表 2-3 中没有提到环境因素，但干眼的发病与环境因素息息相关，其中隐形眼镜的佩戴和电脑 / 视频等显示终端的使用是其中的主要部分。隐形眼镜佩戴者中有相当比例（50%～75%）出现干眼症状，这是导致隐形眼镜佩戴终止的主要原因。电脑使用可能会导致干眼症状，主要是由于长时间的注视和眨眼率降低。

表 2-3　干眼症的危险因素

证据等级		
最可靠	建议	不清
老龄	亚洲	吸烟
女性	药物	西班牙人
绝经后雌激素治疗	三环类抗抑郁药	
ω-3 和 ω-6 脂肪酸	选择性 5- 羟色胺再摄取抑制剂	抗胆碱药
药物	利尿药	抗焦虑药
抗组胺药	β- 受体阻滞剂	抗精神病药
结缔组织病	糖尿病	酒精
LASIK 以及屈光手术后	HIV/HTLV1 感染	月经
放射性治疗	全身化疗药	肉毒素注射
造血干细胞移植	大切口 ECCE 以及穿透性角膜移植术	
	异维 A 酸	痤疮
维生素 A 缺乏	环境干燥	痛风
丙型肝炎感染	结节病	口服避孕药
雄激素缺乏	卵巢功能不良	怀孕

四、总结

在一些人群中干眼的患病率可能高达 33%，中至重度干眼患病率为 5%～10%。干眼的发病率因诊断标准的差异而不尽相同，但其危险因素在大多数设计严谨的人群研究中基本一致。与干眼这一重大公共卫生问题相关的社会成本显然很重要，特别是鉴于干眼的经久不愈以及治疗选择十分有限，并且这些成本将随着人口老龄化而不断增加。未来应该着重于研究设计以及加强对干眼的病理生理学改变理解，从而研究出有效的治疗方法，进一步阐明干眼的治疗对疾病经济成本的影响。基于人群的研究应采用标准化的分类标准以及包含生物标志物在内的结局指标，从而更好地阐明不同亚型干眼的流行病学和病史特征。

第三章

基于临床的筛查和诊断方法

Colin Chan

临床实践中，干眼的筛查和诊断应当标准化，因为：

1. 很大一部分初诊和复诊的患者都是因干眼咨询而就诊。

2. 干眼的咨询非常耗时。

3. 干眼会影响患者满意度，尤其是在白内障或屈光手术术后。

> ● 25% 的眼科就诊患者都有干眼主诉。

国际泪膜与眼表协会发表的睑板腺功能障碍专家共识推荐了干眼诊断的常规检查方法（表 3-1）。从时间和设备角度，临床上大部分眼科医师和视光师都无法做到，同时这些方法也远超出目前临床实践中应用的常规检查手段。

一个实用的诊断方法需要简单且有效。检查的顺序非常重要，前一项检查必须不影响后面检查的结果。

例如，Schirmer 试验会造成眼表刺激及下方角膜点染，这显然会影响角膜荧光素染色的结果。

我们推荐的检查顺序如下：

1. 症状学问卷评估

2. 临床病史采集

3. 角膜荧光素染色观察泪膜破裂时间（TFBUT）

4. 角膜荧光素染色观察是否有角膜点染

5. Schirmer Ⅰ试验

6. 睑缘检查

7. 睑板腺检查

一、关注诊断方法

检查方法需要关注重点，指导治疗。表 3-2 总结了目前有效且高效的检查方法。

> ● 核心的问题有：
>
> 1. 干眼的主要症状是什么？
>
> 2. 干眼严重程度如何？
>
> 3. 是蒸发过强型干眼（睑板腺功能障碍）还是水液缺乏型干眼（干燥综合征）？
>
> 4. 是否存在其他病因需要额外治疗和观察？

表 3-1　MGD 和 MGD 相关疾病的检查方法

检查分类	检查方法	普通诊疗的检查方法	特殊诊疗的检查方法
症状			
	问卷	McMonnies, Schein, OSDI, DEQ, OCI, SPEED 及其他	McMonnies，Schein，OSDI，DEQ，OCI，SPEED 及其他
体征			
睑板腺功能	睑缘形态	裂隙灯	裂隙灯、共聚焦显微镜
	睑板腺体积	裂隙灯	睑板腺照相
	睑板腺按压，油脂分泌质量	干眼仪、裂隙灯	裂隙灯
	睑缘容量		
	泪膜脂质层厚度、涂布时间、涂布速率		
泪液蒸发	泪液蒸发仪		泪液蒸发仪
泪液渗透压	泪液渗透压	TearLab 仪及其他	TearLab 仪及其他
泪膜稳定性	泪膜	TFBUT、眼表保护指数	TFBUT、眼表保护指数
	泪膜脂质层	涂布时间	干眼仪，涂布速度、分布
容量和分泌指数	泪液分泌	Schirmer Ⅰ	荧光素染色照相或荧光素清除率
	泪液量	暂缺	荧光素照相测定容量
	泪液量	泪河高度	泪河曲率、泪河指数
	泪液清除	泪膜指数	泪膜指数
眼表	角膜染色	Oxford 评分；NEI/ 行业评分	Oxford 评分；NEI/industry 评分
炎症	生物学标志物		流式细胞术、微球阵列、微阵列、质谱、细胞因子等介质，白细胞介素、基质金属蛋白酶

经 Nichols 等的许可后转载（2011 年）

先介绍腺体功能的测试，然后是相关疾病的评估，例如干眼 OSDI. 眼表疾病指数；DEQ. 干眼问卷；OCI. 眼舒适指数；SPEED. 标准化的干眼患者评价

表 3-2 目前的诊断方法

推荐的诊断方法	确认症状	评估严重程度	区分蒸发过强还是水液缺乏
问卷	×	×	×
Schirmer Ⅰ		×	×
泪膜破裂时间		×	×
角膜染色		×	×
睑缘评估		×	×

二、对核心问题的回答

（一）核心问题 1：识别干眼症状

● 使用有效的干眼问卷，如眼表疾病指数 [Ocular Surface Disease Index，（OSDI）3-3]。

● 使用自己个性化的包括严重程度分级的标准化问卷，例如表 3-4。

● 患者可以在候诊室填写问卷以减少就诊时间。

● 问卷可以检测治疗效果。

表 3-3 眼表疾病指数（OSDI，感谢 Allergan,Inc 供图）

请患者回答以下 12 个问题，圈出可以代表患者的评分。然后按要求填写 A，B，C，D 和 E 空格

上星期你曾经感觉过以下症状吗？	总是	经常	有一半时间是	有时	从不
1. 眼睛对光敏感	4	3	2	1	0
2. 异物感	4	3	2	1	0
3. 眼部疼痛或酸胀	4	3	2	1	0
4. 视野模糊	4	3	2	1	0
5. 视力下降	4	3	2	1	0

1 ~ 5 题的总分： （A）

上星期你做以下事情时感到眼部不适了吗？	总是	经常	有一半时间是	有时	从不	N/A
6. 阅读	4	3	2	1	0	N/A
7. 夜间开车	4	3	2	1	0	N/A
8. 用电脑工作	4	3	2	1	0	N/A
9. 看电视	4	3	2	1	0	N/A

6 ~ 9 题的总分： （B）

续表

上星期这些情况下您感到眼部不适了吗？	总是	经常	有一半时间是	有时	从不	N/A
10. 有风的时候	4	3	2	1	0	N/A
11. 干燥环境中	4	3	2	1	0	N/A
12. 有空调的环境	4	3	2	1	0	N/A

10～12 题的总分： （C）

A、B、C 分数相加： （D）

回答的问题总数（不包括 N/A）： （E）

OSDI 评分 =D×25/E
请翻到背面计算患者最终的 OSDI 评分

评估 OSDI 得分
OSDI 分数在 0～100 之间，分数越高越严重。使用 OSDI 指数区分正常患者和干眼患者的敏感性和特异性都很好。OSDI 是评估干眼（轻度、中度、重度）及其对视觉影响的可靠工具。

评估患者的干眼症状况
将患者的得分 D 和 E 分别对应到以下表格，患者评分对应的区间所显示的数字就是患者的 OSDI 评分。

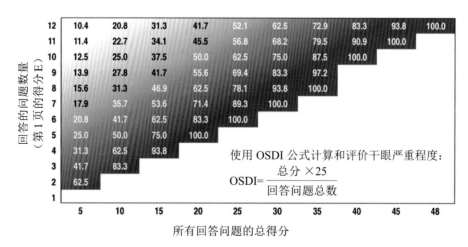

使用 OSDI 公式计算和评价干眼严重程度：

$$OSDI = \frac{总分 \times 25}{回答问题总数}$$

正常　　　　轻度　　中度　　　　　　　　　　重度

续表

患者姓名：_____　日期：_____

患者干眼症状持续时间：_____

眼科医生评论：_____

_____

_____

表 3-4　干眼问卷

X 医生的干眼调查问卷					
症状	没有（0）	有时（1）	经常（2）	总是（3）	评分
你是否觉得眼睛有异物感 / 干涩 / 烧灼感 / 对光敏感？					
视力是否波动？					
阅读时是否有眼部不适？					
看电视时是否有眼部不适？					
迎风时或者开空调时眼部不适感会增加吗？					
				总分	

（二）核心问题：评估干眼严重程度

以上问卷可以初步评估干眼严重程度。

推荐使用和传统使用的体征评估如下：①Schirmer Ⅰ，例如，不点表面麻醉下的 Schirmer Ⅰ；②角膜荧光素染色下的泪膜破裂时间（tear film break-up time，TFBUT）；③角膜荧光素染色观察角膜点染。

小提示如下：

A. Schirmer Ⅰ

Schirmer Ⅰ检查阳性结果，即试纸浸润小于10mm 更能说明问题。10 分以上重复性较差。因此，Schirmer 试验更适用于进展期疾病。

通常在第一次就诊时做 Schirmer Ⅰ试验从而判断干眼的严重性，并判断是否存在水液缺乏。但是 Schirmer Ⅰ不利于随访。TBUT 更适用于随访。

Schirmer Ⅰ试验做法：①将试纸条放入下睑结膜囊中外 1/3 处（图 3-1）；②嘱患者闭眼；③记录时间。

5 分钟后移除试纸条，如果 5 分钟内试纸条全部浸润，全部浸润时移除试纸条。

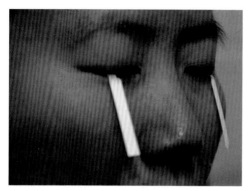

图 3-1　将试纸条放入下睑结膜囊中外 1/3 处

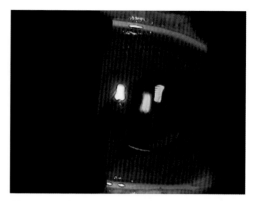

图 3-2　TFBUT 是患者最后一次眨眼到角膜表面第一次出现干燥斑的时间

B. TFBUT

1. TFBUT 的值与荧光素染色的方法密切相关。例如，荧光色染色剂的类型、浓度，以及染色与检查之间间隔的时间。

2. TFBUT 对干眼诊断的敏感性和特异性好于泪液渗透压。

3. TFBUT 检查方法：①向每只眼结膜囊内滴入 0.5% 荧光素染色剂；②嘱患者用力眨眼，挤出多余染色剂；③等 2 分钟让荧光素弥散，使泪膜及泪河染色；④嘱患者眨眼一次，并保持睁眼状态；⑤ TFBUT 是患者最后一次眨眼到角膜表面第一次出现干燥斑的时间（图 3-2）；⑥需连续测量 3 次并记录平均值。

C. 角膜荧光素染色下观察角膜点染

1. 根据 DEWS 分类，角膜点染的出现提示干眼已经进展到中度或重度，因此即使患者症状不明显，角膜点染也是警告信号。

2. 角膜点染评估方法：①操作步骤与 TFBUT 相同；②记录角膜上皮点染个数（punctate epithelial erosions, PEE）（图 3-3）；③如果 PEE 为 1～5 个记录 1 分，6～30 个记录 2 分，大于 30 个记录 3 分；④以下情况各加 1 分，最高加到 6 分。

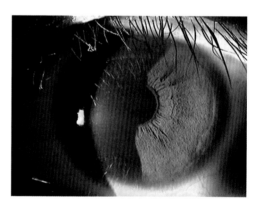

图 3-3　记录角膜上皮点染个数

－ 如果 PEE 在视轴上（角膜中央 3mm）。

－ 如果任何位置上存在角膜点染连成片状。

－如果角膜上任何位置存在角膜丝状物。

（三）核心问题3：是蒸发过强型干眼（睑板腺功能障碍）还是水液缺乏型干眼（干燥综合征）

睑板腺功能障碍（meibomian gland dysfunction，MGD）是最常见的干眼类型

- 干眼症状会因吹风、使用空调加重，提示蒸发过强。
- Schirmer 和 TFBUT 两个体征哪一项更能提示病因？在严重的干眼症状下，两个体征的评分都很差，因为水液缺乏会继发睑板腺功能障碍，反之亦然。
- 血清检查及问诊关于关节、口干等问题能够帮助鉴别干燥综合征。血清检查存在约20%的假阴性，如阴性，建议几年后复查，因为血清检查可能会转阳性，如果患者希望得到确切诊断，可以行唾液腺活检。

D. 睑缘检查

上睑和下睑都应检查：

- 睑缘炎及范围；
- 睑板腺腺口阻塞（图3-4）；
- 挤压睑板腺；
- 血管化程度；
- 睑缘圆钝（图3-5）。

血管化及睑缘圆钝是严重慢性MGD的重要体征。血管化在眼部红斑痤疮的患者中更加明显。睑缘圆钝意味着睑板腺萎缩，即慢性MGD最终结果。

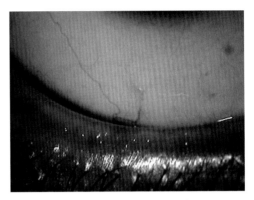

图 3-4 睑板腺腺口阻塞

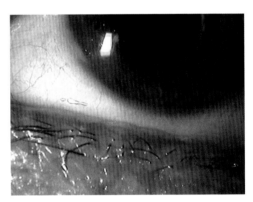

图 3-5 睑缘圆钝

1. 睑板腺挤压 是干眼的推荐检查。干眼与可以挤压出液体样分泌物的睑板腺数量相关。

但睑板腺挤压在每次随访当中变异性比较大，除非应用同一方法及设备，例如 Korb 按摩可以对一定面积的眼睑产生一定力量的挤压力。用示指按压下睑显然不能在每次随访中提供恒定的压力，且不能保证按压同样的部位。

2. 标准程序

（1）理想的方式是通过用 Korb 按摩，对一定面积（1.25g/mm²）的眼睑产生一定力量的挤压力（8.76mm×4.45mm=38.98mm²）。

（2）如果没有可用仪器，可以用手指、木棍、压舌板等向中央睑板腺施加外力。据估计，标准化的仪器所产生的外力相当于使眼压增加到 30mmHg 的压力。

（3）睑板腺按压和分泌物的评估可以根据表 3-5 评分。

表 3-5 用于指导治疗的睑板腺分期总结

分期	MGD 分级	症状	角膜染色
1	+（微小的表达改变和分泌物性质变化）	无	无
2	++（轻度的表达改变和分泌物性质变化）	无到轻度	无或局限
3	+++（中度的表达改变和分泌物性质变化）	中度	轻度到中度，局限在周边
4	++++（重度的表达改变和分泌物性质变化）	重度	重度，中央受累
附加疾病	眼表或眼睑伴随疾病		

经 Nichols et al. （2011）许可后发表

（四）核心问题 4：是否存在其他病因需要特殊治疗

E. 检查结膜，判断是否有特殊病因，临床中很容易忽略结膜的检查，结膜检查方法如下

1. 拉开下睑，暴露结膜囊，检查是否存在以下体征：

（1）睑球粘连（瘢痕性类天疱疮，Stevens-Johnson 综合征）。

（2）结膜松弛（图 3-6）。嘱患者向下看，因为结膜松弛在病人向下看时更加明显。

2. 拉开上睑，嘱患者向下看，检查是否存在以下体征：

（1）结膜血管增粗（上缘角膜结膜炎）。

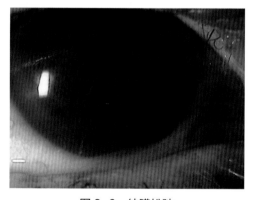

图 3-6 结膜松弛

（2）小梁切除术的滤过泡。

3. 翻上睑，检查睑结膜是否存在以下体征：

（1）沙眼瘢痕 /Arlt 线（图 3-7）。

（2）视盘（过敏 / 角膜接触镜过敏）。

F. 检查角膜，寻找可能的内在因素，角膜是否有如下损伤：

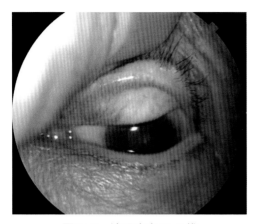

图 3-7　沙眼瘢痕 /Arlt 线

1. 角膜边缘溃疡 / 瘢痕（睑缘炎 /
红斑痤疮）。

2. 地图状线状上皮（前弹力层萎缩
或地图 - 点状 - 指纹样萎缩）（图 3-8）。

常见的掩饰综合征包括：①过敏；
②前弹力层萎缩或地图 - 点状 - 指纹样
萎缩。

G. 检查头颈部寻找相关因素：

1. 甲状腺相关性眼病，例如眼球突

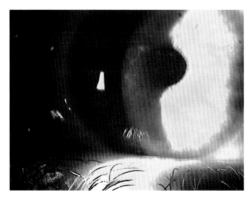

图 3-8　地图状线状上皮（前弹力层萎缩或地
图 - 点状 - 指纹样萎缩）

出，眼睑退缩。

2. 红斑痤疮，例如面部毛细血管
扩张。

H. 问诊全身疾病及危险因素：

尽管这是问诊的最后一部分，但是
在实际临床中通常体现在问卷中或者检
查前的病史询问中。

表 3-6 概括了干眼的常见危险
因素。

诊断的目的是为了指导治疗。

标准化的、一致性的方法可以使临
床医师更有效地管理干眼患者。

根据诊断的结果和 Delphi 方法（表
3-7），干眼可以被分为不同严重等级（1，
2，3，4 级）。根据严重等级使用国际干
眼治疗指南进行相应治疗（表 3-8）。

临床案例

- 一例患者有持续的视力下降症
状，中央角膜点染，TFBUT 和
Schirmer 评分小于 5 分（3 级）。

- 3 级的治疗方案包括 1 级治疗方
法 +2 级治疗方法，如果 2 级治
疗方法失败，再用 3 级的治疗。

- 该患者已经使用了人工泪液治疗、
眼睑的治疗如热敷，并且补充了
ω-3。局部甾体类抗炎药和口服
四环素可以在泪点栓塞之后尝试
使用。

表 3-6　干眼的危险因素

证据等级		
一致性较强	可能相关	不明确
老年	亚洲种族	吸烟
女性	用药	西班牙血统
	三环类抗抑郁药	
	选择性 5- 羟色胺再摄取抑制剂	
	利尿药	
	β 受体阻滞药	
绝经后雌激素替代治疗		
ω-3 和 ω-6 脂肪酸		抗胆碱药物
		抗焦虑药
		抗精神病药
		饮酒
用药		
抗组胺药		
结缔组织病	糖尿病	
LASIK 和准分子激光手术	HIV/HTLV1 感染	绝经后
放射性治疗	系统性化疗	肉毒素注射
造血干细胞移植	大切口 ECCE 和穿透性角膜移植	
	异维 A 酸	痤疮
维生素 A 缺乏	环境干燥	痛风
丙型肝炎感染	结节病	口服避孕药
雄激素缺乏	卵巢衰竭	怀孕

Reprinted with permission from The Epidemiology of Dry Eye Disease. Report of the Epidemiology Subcommittee of the International Dry Eye Workshop (2007)

a. 一致的证据意味着至少存在一个发表在同行评议的期刊上的证据充分的研究，并存在合理的生物学原理，符合基础研究或临床数据

b. 可能意味着存在以下两种情况之一：①来自同行评审的出版物不能得出确定结论；②支持该病的相关性的论据不确凿，或相关研究有限，且相关研究未发表或发表在了非同行评议的期刊上

c. 不明确的证据意味着与同行评审的出版物中的观点直接相互冲突，或证据不确定，但有一些生物学原理的基础

表 3-7　干眼分级

干眼严重等级	1	2	3	4a
不适感，严重性，频率	轻度或间断发生在恶劣环境中	中度、间断或持续发生在恶劣环境，或无刺激时也发生	重度，一般环境中持续发生	重度，影响生活
视觉症状	无或轻度阵发性视物模糊	产生困扰，和（或）偶尔影响生活	产生困扰，慢性和（或）持续影响生活	症状持续和（或）几乎不能生活
结膜充血	无到轻度	无到轻度	+/–	+/++
结膜点染	无到轻度	多种表现	中度到重度	重度
角膜点染（严重程度/位置）	无到轻度	多种表现	中央重度	严重的点状融合
角膜/泪液体征	无到轻度	少量碎屑，泪河高度下降	丝状角膜炎，黏液栓，泪膜碎屑增加	丝状角膜炎，黏液栓，泪膜碎屑增加，溃疡
睑缘/睑板腺	MGD 可能存在	MGD 可能存在	频繁存在	倒睫、角化、睑球粘连
TFBUT（s）	多种表现	≤ 10	≤ 5	泪膜立即破裂
Schirmer Ⅰ 评分（mm/5min）	多种表现	≤ 10	≤ 5	≤ 2

a. 必须有症状和体征

表 3-8　不同严重程度的泪液功能障碍推荐治疗

泪液功能障碍严重程度	推荐治疗	
一级	不治疗	使用低变应原性的产品
	含防腐剂的人工泪液	喝水
	环境管理	心理支持
	抗过敏滴眼液	避免使用导致干眼的药物
二级	不含防腐剂的人工泪液	促分泌素
	眼用凝胶	局部甾体抗炎药
	眼药膏	局部环孢素 A
	营养支持（亚麻子或脂肪酸）	

续表

泪液功能障碍严重程度	推荐治疗	
三级	四环素类	
	泪点栓塞	
四级	手术	泪点栓塞
	系统性抗感染治疗	乙酰半胱氨酸
	口服环孢素	角膜接触镜
	湿房镜	

Reprinted with permission from Management and Therapy of Dry Eye Disease: Report of the Management and Therapy Subcommittee of the International Dry Eye Workshop (2007)

三、更新的诊断技术

干眼有很多新的诊断技术，尽管这些技术很新，且可能会改善病情，但是目前暂时不推荐进入标准化的诊断方法当中。

成本是是否将这些检查融入临床的实际考虑因素。本章节不介绍全部的新型诊断技术，只介绍少部分临床应用广泛且同行评估证明有效的诊断技术。

1. 泪液渗透压　高渗的泪液是干眼的病理生理发展的核心内容。一个相对新的仪器——TearLab，可以用来评估泪液渗透压。试纸条通过毛细作用收集泪液，把试纸条放入测试仪器中，即可读出泪液渗透压值（图 3-9）。

一项前瞻性的多中心研究提示泪液渗透压在轻度到中度干眼患者中的敏感性和特异性很好。但是 TFBUT 的结果对于重度干眼患者更具有提示作用。另外，可重复性差是 TaerLab 的主要问题。

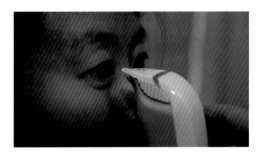

图 3-9　TearLab 可以用来评估泪液渗透压，试纸条通过毛细作用收集泪液，把试纸条放入测试仪器中，即可读出泪液渗透压值

2. 干涉成像仪　干涉成像仪不是新的诊断技术。干涉成像仪使用红外相干成像，可以呈现出泪膜脂质层的高质量图像（图 3-10）。目前一些更新的仪器可以测量泪膜脂质层的实际厚度，且有内置的软件可以测量 TFBUT。这些仪器是患者教育的有效方法，但是仍然不能取代荧光素染色的 TFBUT 测量。

3. 睑板腺照相　通过光照或红外技术行睑板腺照相目前只在大学实验室中使用（图 3-11）。然而，一些商业性的仪器逐渐兴起。照相图片能预测治疗的有效性。例如，萎缩的睑板腺可能对任何治疗效果都很差。但是目前不需要睑板腺照相来评估腺体萎缩情况，因为睑缘圆钝已经可以提示睑板腺萎缩。

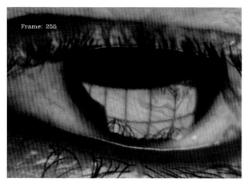

图 3-10　干涉成像仪使用红外相干成像，可以呈现出泪膜脂质层的高质量图像

通过使用标准的检查方法，可以进行干眼的标准化分级和标准化管理。如此可大大提高干眼治疗的成功率。

四、总结

总而言之，使用标准化的诊断方法格外重要，标准化的诊断方法应当包括泪膜破裂时间（TBUT）、Schirmer 检查，荧光素下角膜点染情况。寻找眼部及系统性的疾病也很重要，因为这些因素可能影响或加重干眼。

本文符合伦理要求

Colin Chan 声明他没有利益冲突。所有程序都符合（机构和国家）人类实验委员会的道德标准且符合 1975 年《赫尔辛基宣言》声称，并于 2000 年修订。本文涉及的研究取得了所有患者的知情同意，不涉及动物实验。

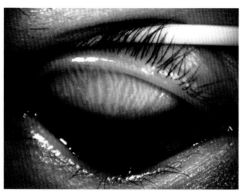

图 3-11　通过光照或红外技术行睑板腺照相目前只在大学实验室中使用

第四章

人工泪液

Renato Ambrósio Jr , Fernando Faria Correia , Isaac Ramos , and Marcella Salomão

干眼或泪液功能障碍综合征（dysfunctional tear syndrome，DTS）的主要治疗是人工泪液（AT）。然而，术语"人工泪液"可以被视为一个使用不当的名字，因为可用的产品仍然不能模仿人泪液的组成和眼表润滑剂的作用。事实上，人工泪液的目的是减少临床症状和体征，并保护眼表。每种药物实现这些目的的能力取决于其制剂相关的物理性质及其作用机制。不同的人工泪液产品，其完成眼表润滑的能力取决于与每种配方组成有关的物理性质和作用机制。

人工泪液通常是低渗或等渗缓冲溶液，通常为非处方（OTC）产品。泪液替代制剂通常是防腐处理，多剂量制剂。然而，无防腐剂系统可作为单位剂量瓶（图4-1）或多剂量容器，如 ABAK® 和 COMOD®（图4-2）系统。

人工泪液的组成成分差异很大，有促进眼表湿润的有效成分、缓冲剂、防腐剂、电解质等。市场上有各种不同的人工泪液产品，其特征可能不同，有利于特定类型的眼表和泪液功能障碍病例。人工泪液的个体化概念与对眼表和泪膜的进一步认识以及人工泪液上可用的不同化合物的性质有关。可以在每例患者身上检测到明确的不足，以便帮助患者选择人工泪液时提高患者的获益。

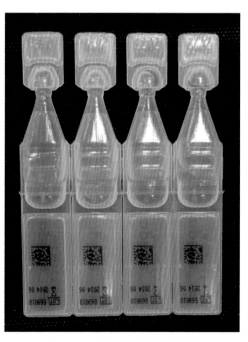

图 4-1　无防腐剂单位剂量瓶

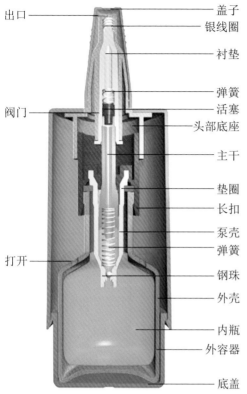

出口
盖子
银线圈
衬垫
弹簧
活塞
阀门
头部底座
主干
垫圈
长扣
泵壳
弹簧
钢珠
外壳
打开
内瓶
外容器
底盖

图 4-2 无防腐剂多剂量容器 COMOD® 系统

人工泪液的组成：① 促进眼表湿润的有效成分；② 缓冲剂；③ 防腐剂；④ 电解质。

人工泪液的作用：①减少临床症状和体征；②保护眼表；③ 促进眼表湿润。

使用各种诊断措施来说明最佳适应证和确定人工泪液的功效。泪膜破裂时间（TFBUT）、角膜和结膜染色、症状问卷是最常见的措施。观察系统信息如眼表综合分析仪有助于评估泪液替代治疗。本章回顾了基本的、最常见的可用于人工泪液的配方。

- 大多数干眼患者主要使用非处方人工泪液或泪液替代滴眼剂控制干眼。
- 据估计，超过 1000 万美国人使用人工泪液。
- 不同的人工泪液在市场上具有不同的性能。

一、泪液替代物的一般特征

（一）黏度特性

黏度，或液体厚度，已被认为是人工泪液最重要的性能之一。人工泪液黏度越高，停留在眼表时间越长，这有助于减轻与干眼或泪液功能障碍综合征有关的体征和症状。然而，较厚的成分很容易在滴注后引起视物模糊，并且在溶液干燥后，可能会在睫毛或眼睑上留下残留物。人工泪液配制剂的挑战是达到一定的黏度水平，最大限度地延长其保留时间，并保持视觉清晰度，从而提高临床疗效。

增加人工泪液黏度
- ↑滞留时间
- ↑残留物
- ↓视力的清晰度

（二）润滑剂

润滑剂是含有黏稠性人工泪液中的润滑化合物，为眼表的保护和光滑提供润滑性，从而使眼睑的摩擦作用最小化。

美国食品药品监督管理局（FDA）提到的六类眼科润滑剂见表4-1。在"非处方"（OTC）制剂中，润滑剂应按照国际标准控制在一定的浓度范围内。人工泪液制剂可能包含多达三个润滑剂。一种具有眼血管收缩或血管收缩止血的组合可以提供人工泪液减少眼红或不舒适的特性。

表4-1　眼科润滑剂分类

纤维素衍生物
液体多元醇
聚乙烯醇
明胶
右旋糖酐 -70
聚乙烯吡啶酮

纤维素衍生物是现代泪液替代品中最常见的润滑剂。它们的浓度为0.2%～2.5%。可用于制备人工泪液的两种主要纤维素衍生物是羟丙基甲基纤维素（HPMC）和羟甲基化纤维素（CMC）。纤维素衍生物在其浓度增加时也起到黏着剂的作用，这延长了其在眼表中的保留时间。类似的，羟甲基化纤维素制剂通常包含0.5%或1%羟甲基化纤维素，具有不同的黏度，浓度越高，厚度越大。此外，纤维素基润滑剂可以与油结合，以增强黏附性能，改善泪膜的黏蛋白和脂质成分。羟甲基化纤维素还可以与渗透保护剂如甘油、左旋肉碱和赤藻糖醇结合，它们是生物兼容性溶质，其目的

是保护细胞避免暴露于高渗条件下的生理应激。改变这些特性可能是根据DTS的类型和严重程度来决定纤维素的浓度和组成的策略。在最近的研究中也证实羟甲基化纤维素具有生物效应，因为在共聚焦显微镜中它出现刺激体外的上皮细胞使兔角膜再上皮化。

- 纤维素衍生物可以通过增加它们的浓度作为黏着剂。
- 纤维素基润滑剂可以与油结合，以增强黏附性能。

液体多元醇（多元醇）在0.2%～1%的浓度下是允许的。多元醇不具有黏性，仅用作润滑剂。有趣的是，研究表明，在含有丙二醇0.3%（PG）和聚乙二醇0.4%（PEG 400）为基础的润滑剂比含有纤维素基缓和剂的泪液提供更好的润滑性和更长的视力维持。多元醇可以与矿物油和磷脂结合，形成稳定的乳状液并促进脂质层的稳定，尤其是睑板腺功能障碍患者。这些患者也可以从仅含有人工泪液的油脂中受益，例如蓖麻油和矿物油。

甘油和聚山梨酯是不同浓度的液体多元醇作为油乳剂体系中的结合剂，用于改善泪膜的脂质层。此外，羟丙基（HP）- 瓜尔胶是由瓜尔豆衍生的高分子量胶凝剂，和丙二醇和聚乙二醇一起用于人工泪液。凝胶作用是通过与眼表面接触而触发的，受pH的影响。羟丙

基瓜尔胶最重要的特性之一是它在与冷水接触时能很快地水合并获得高黏度和相对一致的低浓度。当与人泪膜接触时，它结合上皮细胞，再生糖萼结构，并且这种连接有助于更长时间地润滑眼表。

聚乙烯醇（PVA）在人工泪液中是一种以前的润滑剂。它们在人工泪液制剂的浓度从0.1%到4%。PVA已被广泛单独地应用或与另一种润滑剂，如聚乙烯吡啶酮结合使用。明胶是允许在0.01%浓度使用，但不常用于商业人工泪液。右旋糖酐-70只能用于与另一润滑剂结合的人工泪液配制剂。除了润滑之外，右旋糖酐-70、明胶和聚乙烯吡啶酮也具有黏度特性。透明质酸也是黏着剂，最初被开发为眼内黏弹剂，目前已被研究作为泪液替代物的活性化合物用于治疗干眼。理论上的作用方式是它保持水分并弱黏附于上皮表面，从而将其保留在眼表上。它也被认为具有抗炎活性。0.2%透明质酸已被证明眼表的停留时间显著长于0.3%羟丙基甲基纤维素或1.4%聚乙烯醇。

（三）防腐剂

为了防止微生物的生长，在人工润滑剂中加入防腐剂。它们可以分为洗涤剂、氧化剂，以及最近的离子缓冲防腐剂，有最长的使用历史，并通过破坏细胞膜脂质成分使细菌死亡。实例包括苯扎氯铵（BAK）、西曲氯铵、氯丁醇和聚季铵盐-1（PuleQuad®）。苯扎氯铵（BAK）是眼科制剂中最常用的防腐剂。然而，这些抗菌性能通常伴有对眼表的轻度毒性。

氧化防腐剂改变细菌细胞的DNA、脂质和蛋白质组分。与洗涤剂相比，可以使用这些防腐剂减少毒性，特别是因为它们在眼科制剂中呈现低浓度。过硼酸钠和稳定的氯氧化合物（SOC或Purite®）是氧化防腐剂的实例。前者被泪液蛋白中和，后者被紫外线暴露。离子缓冲防腐剂是最近推出的一类眼科防腐剂。它们的作用类似于氧化药物，并且已经证明具有抗菌和抗真菌的特性。SOfZia®是该组最新的防腐剂，是硼酸、锌、山梨糖醇和丙二醇的组合。

> - 干眼患者常常已经损坏了眼表，这点很关键，因此，每天多次使用防腐的人工泪液可能是有害的。这样，干眼症状中典型的眼表炎症可通过防腐的泪液替代物而加重。

治疗干眼最重要的进展之一是引入无防腐剂制剂，这使得患者能够更频繁地使用润滑剂和减少关注毒性。

> - 患有严重干眼和眼表疾病的患者，以及多种防腐局部用药的患者，如青光眼患者，应使用无防腐剂制剂。

使用无防腐剂单位剂量泪液替代

品的缺点是成本高和携带多个药水瓶的不便。因此，市场上引入了可重新封闭的药水瓶。试图加入毒性较小的防腐剂，如聚季铵盐和亚氯酸钠以减少毒性作用。

（四）电解质组成

电解质自然存在于生理性人类液体如泪膜中。含有电解质或离子的溶液已被证明能修复受损的角膜表面。在大多数含电解质的人工泪液中，钾和碳酸氢盐似乎是最重要的离子。在兔模型研究中，用电解质溶液治疗增加结膜杯状细胞密度，并减少泪液渗透压，以及孟加拉玫瑰红染色。

- 碳酸氢盐可以通过保持黏蛋白层的完整性帮助恢复受损的角膜上皮和维持眼表健康。钾是重要的，因为它有能力保持角膜厚度。

（五）容量渗透摩尔浓度／重量渗透摩尔浓度

干眼患者的泪膜渗透压（晶体渗透压）比正常患者高，最有可能是由于脂质层缺乏患者的蒸发所致。

- 高渗透压是促炎性的，可能对眼表和结膜有毒性，增加损伤。因此，低渗透制剂可能有帮助。

因此，开发了低渗透制剂，目的是降低泪膜渗透压。晶体渗透压与离子的

存在有关，但胶体渗透压与大分子含量有关，并且参与组织控制水分传输。渗透压的差异干扰跨膜的净水流。受损的上皮细胞通常在干眼的眼表肿胀，因此，具有高胶体渗透压的流体可导致细胞消肿并恢复其正常结构。

（六）碱性

一些研究表明健康眼睛的平均 pH 为 7.5 ～ 7.6。干眼患者 pH 往往高于泪膜的平均 pH。逆转泪液中碱性增加的保护机制包括眨眼和泪液生成，以降低 pH。推测人工泪液滴注具有类似的保护作用。

二、干眼的综合治疗方案

泪液替代物在单独治疗干眼方面逐渐变得更加有效。了解每种人工泪液的组成和性质，以提高我们的治疗效率是至关重要的。

在新的治疗方案中，已经开发出几种药物来刺激脂类、黏蛋白或水性泪液的分泌。地夸磷索是一种三磷酸尿苷相关化合物，据报道是一种 P2Y2 受体激动剂，该受体有助于水传递和黏蛋白分泌。在家兔研究中，已报道地夸磷索可促进结膜上皮细胞分泌泪液和眼表结膜杯状细胞分泌黏蛋白。

为了改善干眼的症状和体征，人工泪液也可以与其他治疗方式相结合。比如局部环孢素 A、促泌素、激素补充、ω-3

脂肪酸、泪点塞、自体血清，甚至外科手术。

三、总结

人工泪液和润滑剂是治疗干眼的主要手段。泪液替代物中含有的润滑剂和黏着剂能润滑并能强化黏蛋白层或脂质层，从而防止泪膜蒸发。黏着剂使人工泪液变厚，延长泪膜时间和患者舒适时间。现代人工泪液仍含有抗菌防腐剂，这在干眼患者中尤其有害。关于人工泪液的组成，需要考虑的其他重点是电解质（这些可以制造更健康的泪膜）、渗透压/渗透压（泪液应该是略低渗透压）和 pH。为了优化治疗方案，我们可能需要结合其他类型的治疗方式，如泪点塞、局部环孢素、口服抗生素或自体血清。

本文符合伦理要求

本章作者 Fernando Faria Correia, Isaac Ramos, Marcella Salomão 和 Renato Ambrósio Jr 声明他们没有利益冲突，没有实施动物实验和人体试验。

第五章

干眼的治疗

Victor L.Caparas

干眼的治疗没有"魔法子弹"（特效药）。这是由于部分干眼患者的诉求与医生观察和检测不符。患者主诉患有严重的干眼症状，但是客观检查显示正常，这种情况十分普遍。相对的，另一部分患者可表现出严重的干眼体征，但是却没有任何主诉症状。

但是，这并不是说干眼是不能通过科学的方法治疗的。对干眼更加深入的理解使我们认识到单纯的滋润和润滑眼表是不够的。现在治疗干眼需要整体考虑炎症、泪液组成、泪液动力学及保护眼表的稳态。虽然现在还不可能完全消除干眼症状，但是我们能显著改善患者的眼表状态。即使对干眼的病理学进程还不是完全了解，但是我们可以设定治疗目标并制订治疗规范，以便成功地治疗干眼。但是由于没有可靠的指南，干眼的治疗仍然是不够完美的。

基于现有的知识，我们目前的治疗目标是将眼表及泪膜还原至正常的稳态，提高患者的眼表舒适度及生活质量。

之后的章节将简明介绍适用于临床的不同的治疗方法，以及在日常应用中每一种治疗方法的原理。干眼的治疗在以前往往是令人困惑和沮丧的，而本章的目标也不是制订干眼治疗的详尽纲要，而是制作一套实用的治疗指南，旨在提供给实践者一套能够达成治疗效果、更加系统的治疗方法。

一、治疗目标

一旦患者被诊断出干眼，在临床中就需要达成下述特定的治疗目标，而这也是可以被检测的（表5-1）。

对治疗目标的充分理解是为干眼患者选择合适治疗的必要条件。2007年干眼工作组管理及治疗报告列举了现有可行的治疗方法，这些治疗方法都是有证据支持的（表5-2）。

图5-1简明地阐明了干眼循环，以及干眼致病机制。针对这些致病机制，表5-2中列举的循证治疗方法可能是有效的。

表 5-1　治疗目标及检测方法

治疗目标	检测方法
缓解症状	症状问卷：McMonnies，OSDI
提高润滑性	眼睑刷荧光染色
稳定泪膜	泪膜破裂时间
保护眼表细胞	眼部保护指数
延缓泪液蒸发损失	泪膜脂质层厚度（裂隙灯观察）
抑制炎症	Oxford 评分；NEI/industry 评分
稳定睑板腺功能	裂隙灯检查
维持充足的泪液分泌	Schirmer Ⅰ，泪膜（裂隙灯观察）

OSDI. 眼表疾病指数（ocular surface disease index）Oxford 评分；NEI/industry 评分

表 5-2　干眼治疗方法目录

人工泪液
凝胶 / 眼膏
潮湿室眼镜（moisture chamber spectacles）
抗感染治疗（局部应用环孢素 A 和类固醇激素，ω-3 脂肪酸）
四环素
泪点塞
泪液促泌剂
血清
接触镜系统性免疫抑制
手术（羊膜移植术，眼睑手术，睑缘缝合术，黏膜及唾液腺移植术）

Pflugfelder et al.（2007）

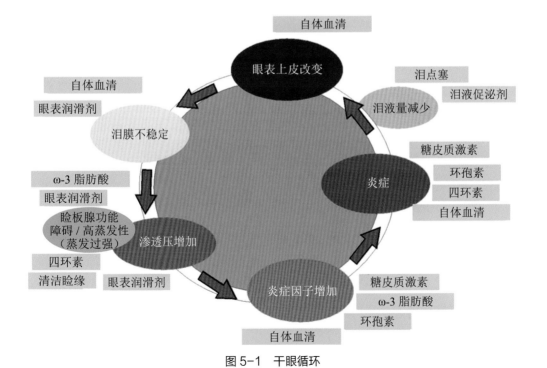

图 5-1　干眼循环

我们现有被普遍接受的治疗方法是基于疾病严重程度的治疗方法。随着疾病症状、体征严重程度的进展，需要使用的治疗方法的数量也逐渐增加（根据本书之前章节的描述）。2007年干眼工作组调整了原先被国际特遣队特尔菲小组（International Task Force Delphi Panel，ITF）采用的用于干眼治疗的方法，这些方法的推荐程度是基于疾病严重程度的（表5-3，为了方便起见，原先被ITF采用而随后被DEWS调整的治疗方法被附在表格底部）。

二、药物治疗

（一）眼表润滑剂（"人工泪液"）

眼表润滑剂是首选的治疗方法，而且在很长时间内是治疗干眼的唯一方法。所有现有的眼表润滑剂都是含有电解质、表面活性成分及黏性成分的低渗或等渗溶液（表5-4）。它们的不同之处在于电解质的组成、渗透压、黏性成分，以及是否含有防腐剂。虽然有一小部分研究显示含有某些特定种类或浓度的电解质、保持特定渗透压或黏度更高的眼表润滑剂可能对眼表有更多益处，但是没有证据显示哪种成分更有优势。同样，医师与患者之间也没有就使用何种润滑剂效果更好达成共识。图5-2通过展示全球开具的不同种类的眼表润滑剂处方，清楚地证实了这个事实（IMS2012）。

然而，有一点可以基本达成共识，并有充足证据支持的是，使用这些眼表润滑剂确实能够改善症状和客观体征，尤其是在轻度干眼病例中。这证实了它们在干眼治疗中发挥的作用。

眼表润滑剂是通过以下一种或多种机制治疗干眼的。

1. 在上睑睑缘睑结膜与眼表之间形成润滑层，减轻眼睑刷上皮病变（眼睑刷上皮病变在88%的有症状但是没有临床体征的干眼患者中被发现）。

2. 稳定泪膜，减少眼表磨损，提高视觉质量。

3. 可能提供了一种"假性抗炎"效应，通过：

（1）物理冲刷掉致炎物质。

（2）通过稀释效应，降低泪液的渗透压。

（3）减少眼睑刷上皮病变导致的摩擦，减少致炎压力。

（4）帮助角膜上皮愈合，减少眼表炎症。

你知道吗？

- 美国现有可用的眼表润滑剂是基于被美国食品药品监督管理局（FDA）批准的处方产品（OTC，21 CFR 349），而不是基于临床效用。FDA就药物包含的活性及非活性成分，以及浓度范围等提供了指南。

表5-3　干眼严重程度评分及治疗推荐

干眼严重等级	1	2	3	4
不舒适感，严重程度及发病频率	轻度和（或）偶尔发病	中度，偶尔或慢性发病	严重，在无压力时频繁或持续发病	严重，持续伴／不伴功能丧失
视觉症状	无或偶尔轻度疲劳	令人烦躁和（或）同缩性视力受限	令人烦躁的慢性和（或）持续的视力受限	持续伴／不伴视功能丧失
结膜感染	无到轻度	有或无压力	+/−	+/++
结膜染色	无到轻度	多变	中重度	重度
角膜染色（严重程度/位置）	无到轻度	多变	中央度	严重点状磨烂
角膜/泪膜体征	无到轻度	轻微泪膜破碎，泪河高度下降	丝状角膜炎，黏液凝集，泪膜破碎增加	丝状角膜炎，黏液凝集，泪膜破碎增加，溃疡
睑板腺	睑板腺功能障碍不定期出现	睑板腺功能障碍不定期出现	频繁	倒睫，角化，睑球粘连
泪膜破裂时间（s）	多变	≤10	≤5	立即
Schirmer 得分（mm/5 min）	多变	≤10	≤5	≤2
治疗	教育及环境/饮食调整；禁止使用系统性药物；人工泪液替代，凝胶或药膏；眼睑治疗	如果等级 1 的治疗不够，则加入：抗炎药 四环素（治疗睑板腺炎、酒渣鼻）泪点塞 促分泌剂 潮湿室眼镜（moisture chamber spectacles）	如果等级 2 的治疗不够，则加入：血清 接触镜 永久泪点阻塞	如果等级 3 的治疗不够，则加入：全身性抗炎药 手术（AMT，眼睑手术，睑缘缝合术，黏膜／唾液腺及羊膜移植术）

来源：Behrens et al.（2006）

表 5-4　眼表润滑剂成分

成分 / 性质	效果 / 益处
电解质	钾：维持角膜厚度，增加结膜杯状细胞密度，增加角膜糖原含量
	碳酸氢盐：恢复受损的上皮屏障功能；维持正常的上皮超微结构；维持黏蛋白层
相容性溶质（如甘油）	增加细胞内渗透压，防止高渗泪液可能带来的损伤
黏性物质	增加药物在眼中的停留；使患者更加舒适；保护受损的眼表上皮；增加泪膜脂质层
防腐剂	防止微生物污染；对上皮细胞有毒

警告

● 即使眼表润滑剂对干眼患者有益，但是通过实验研究，没有一种制剂是能够解决或者"治愈"干眼患者的眼表疾病的。

（二）选择一款眼表润滑剂

通常对一款眼表润滑剂的选择取决于对患者的便捷程度。由于推荐使用量最好限制在 4 ～ 6 次 / 天，因此眼药水是否能在眼中维持足够长的时间以提供

眼部润滑滴剂分类

美国和加拿大

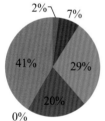

图例：
■ 透明质酸
■ 纤维素 + 甘油衍生物
■ 所有其他
■ 聚乙二醇 + 丙二醇
■ 卡波姆
■ 纤维素衍生物

欧洲、中东和非洲

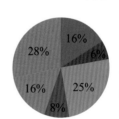

图例：
■ 透明质酸
■ 纤维素 + 甘油衍生物
■ 所有其他
■ 聚乙二醇 + 丙二醇
■ 卡波姆
■ 纤维素衍生物

亚洲

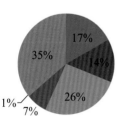

图例：
■ 透明质酸
■ 纤维素 + 甘油衍生物
■ 所有其他
■ 聚乙二醇 + 丙二醇
■ 卡波姆
■ 纤维素衍生物

拉丁美洲和加勒比海地区

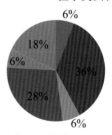

图例：
■ 透明质酸
■ 纤维素 + 甘油衍生物
■ 所有其他
■ 聚乙二醇 + 丙二醇
■ 卡波姆
■ 纤维素衍生物

图 5-2　全球眼部润滑剂。此出版物涉及的声明、发现、总结、观点及意见是基于 IMS AG 信息服务许可的部分数据 [IMS MIDAS（Retail and Hospital 以及 OTCims（Retail Sales），FY 2012, Alcon Dry Eye Custom Market Definition, 数据来源于 Q4 2012 数据库。版权所有。出版物涉及的声明、发现、总结、观点及意见不代表 IMS 健康产业或其任何附属产业]

持续的缓解，又或者需要频繁点眼，这对于含防腐剂的眼药水是十分重要的考察因素。虽然不含防腐剂的眼药水明显有益处，但是却更贵而且用起来更烦琐，尤其是对于老年患者。虽然没有证据显示增加使用频率会降低毒性，但是不含 BAK 防腐剂的眼表润滑剂可能比含 BAK 防腐剂更容易被耐受。另外，增加眼药水黏度可以提高其在眼表的停留时间，但是通常会导致视物更模糊，并导致眼睑及睫毛上沉积物的增加。

　　眼膏和凝胶比溶液在眼表中的停留时间更长。这个特性可以让患者保持持续的舒适。另外，眼膏不支持细菌的生长，因此不需要添加防腐剂。但是，由于其更高的黏稠度，眼膏和凝胶严重阻碍了视觉功能，因此经常被用在严重病例中或在夜间使用。

选择眼表润滑剂的实用性问题

1. 药物能缓解症状吗？
2. 药物能在眼中保证足够的停留时间，保护眼表并提供舒适感吗？
3. 每天点几次眼药水？
4. 是否含有防腐剂？如果有，是什么种类的防腐剂？
5. 是否损害视觉功能，眼睑睫毛上是否会有沉积物？

表 5-5　总停留时间数据（时间，以分钟为单位，以信号恢复基线为准）

编号	盐水 1	丙二醇 0.3％	羧甲基纤维素 0.5％	羧甲基纤维素 1.0％	油状乳剂	羟丙甲纤维素 0.3% 膏	羟丙甲纤维素溶液 0.3%	盐水 2
1	24	44	30	38	NT[a]	26	NT	26
2	21	72plus[b]	34plus	72plus[b]	NT	44	NT	6.6
3	22	38	26	24	NT	18	NT	7.53
4	22.2	47	28.6	86	NT	54	NT	40
5	10.5	32	14	50	NT	24	NT	22
6	22.7	30	12	30	18	NT	31	19.5
7	14.1	16.5	14.5	36	7.4	NT	16.2	12.2
8	14	54.4	40	40	20	NT	28.4	26
9	6.1	18.7	20	16.2	14	NT	20	14.5
10	14.3	14	12	18	12	NT	13.9	16
11	29.8	36	18	46	32	NT	26	18
12	18.3	28	20	36	12	NT	14	12
13	36	55.5	20	54	19	NT	54	12

续表

编号	盐水 1	丙二醇 0.3%	羧甲基纤维素 0.5%	羧甲基纤维素 1.0%	油状乳剂	羟丙甲纤维素 0.3% 膏	羟丙甲纤维素溶液 0.3%	盐水 2
14	20	40	22	48	28	NT	24	20
15	14	22	24	24	26	NT	26	16
16	16	32	24	34.4	10	NT	16	14
平均值	19.07	36.25	22.44	40.79	18.03	33.2	24.49	17.64
标准差	7.4	15.7	7.9	18.7	7.9	15.1	11.5	8.2

授权发布：Paugh et al.（2008）

[a] NT：未检测

[b] 被检测主体在回归基线前退出，因此终点是保守的

即使缺乏明确证据支持一种眼表润滑剂优于另一种，许多医生仍然在基于对患者干眼程度的评估后开具特定的眼表润滑剂。它们对眼表润滑剂的选择是基于对先前提及的药物实用性及患者倾向性的考虑，以及基于有限证据对特定眼表润滑剂的疗效及性质的理解。例如，近期报道显示在治疗蒸发（过强）性干眼时，含有油脂以增强泪膜脂质层的眼表润滑剂要优于传统的眼表润滑剂羟丙甲纤维素及玻璃酸钠。由于医师们关注睑板腺功能在干眼中发挥的作用，他们更倾向于给睑板腺功能障碍和干眼患者开具含有油脂的眼表润滑剂。

表 5-5 和表 5-6 阐明了在眼表润滑剂中不同成分的眼表停留时间及润滑性（如摩擦系数）。

再一次重申，虽然没有确凿的证据表明一种润滑剂优于另一种，但是眼表润滑剂对眼表体征的影响可以指导医师对眼表润滑剂做出更加系统和科学的选择。

表 5-6　冲洗后（阶段 IV）摩擦系数的比较

成分	3 组重复试验的最终平均摩擦系数	平均（标准差）
盐水对照	0.384, 0.263, 0.223	0.290（0.068）
羟丙甲纤维素溶液	0.109, 0.135, 0.156	0.133（0.019）
羧甲基纤维素溶液	0.252, 0.453, 0.291	0.332（0.087）
甘油乳剂	0.265, 0.156, 0.174	0.198（0.048）
恩然 1	0.051, 0.057, 0.047	0.052（0.004）
恩然 2	0.041, 0.017, 0.041	0.033（0.011）
恩然 3	0.047, 0.122, 0.007	0.059（0.048）

授权发布：Meyer et al.（2007）

- 滴入的眼药水在眼中停留的时间越长，起到的保护和舒适作用越强。摩擦系数越低，润滑程度越高，睑结膜与眼表的摩擦将越少。

作者的个人取向

1. 对于大多数有症状但是几乎没有客观体征的干眼患者，或需要每天应用不超过3～4次眼表润滑剂的患者，作者倾向于使用低黏度、不含防腐剂或含少量非BAK防腐剂的溶液（避免视物模糊）。另外，这类患者中的大多数人遭受着眼睑刷上皮病变，并且受益于高润滑性的眼表润滑剂（低摩擦系数）。

2. 对于有中等程度的干眼症状，以及有角膜点染的患者，作者倾向于使用低黏度但是高眼表停留时间的溶液，例如液态多元醇（尤其是连接上凝胶化物质例如HP-Guar）或者玻璃酸钠。这些眼药更长的停留时间及"绷带效应"保护了受损上皮并促进了其愈合。

3. 干眼合并睑板腺功能障碍的患者需要使用含油脂的乳剂，用来增加泪膜脂质层，减少蒸发。

4. 对于有更严重角膜病变的患者，建议使用高眼表停留时间，高胶体渗透压（破损上皮细胞的消肿作用）的眼药水。凝胶及眼膏可能是严重病例所需要的。

三、抗感染治疗

在干眼病例中使用抗炎治疗（表5-7）是基于炎症在干眼发生及播散中的重要作用。一些好的临床证据支持了相比于单独使用眼表润滑剂，使用抗炎眼药水在改善中重度干眼症状及减少角膜点染的效果。

1. 类固醇激素　局部使用类固醇激素是一种有效的治疗方法。它们被用来破坏炎症与上皮损伤的恶性循环。类固醇激素的即时价值是可以快速缓解患者的不舒适感。当然，众多人们熟知类固醇激素的副作用使我们相比于长期应用而言，更多的是短期应用。其中易导致青光眼发作是最为人所熟知的副作用。如果需要长期应用抗炎治疗，需要考虑局部应用眼内活性更低的，且增加眼压风险更低的类固醇激素（所谓的"柔和激素"），例如氟米龙和氯替普诺。环孢素也是我们的"武器库"中重要的组成部分，因为它提供了免疫调节和抗炎效果，同时没有类固醇激素的副作用。

2. 环孢素　T细胞在干眼的发生过程中起着至关重要的作用。干燥综合征患者的外分泌腺被淋巴细胞、单核细胞及浆细胞等浸润。干燥综合征和非干燥综合征角结膜炎患者的结膜被T细胞浸润。$CD4^+T$细胞浸润常常伴有 IFN-γ，杯状细胞缺失及结膜化生。

53

表 5-7 干眼治疗中的抗感染方法

药物	机制
类固醇激素	抑制促炎细胞因子 GM-CSF、IL-6、IL-8、MCP-3（Djalilian et al.2006）和 RANTES 降低 ICAM 系统的表达（Lu et al. 2005）
环孢素	抑制 T 细胞活性，选择性抑制细胞因子如 IL-1 的释放，实验性干眼小鼠结膜上皮细胞凋亡明显减少，保护杯状细胞，减少其丢失
四环素	降低胶原酶、磷脂酶 A2 和基质金属蛋白酶的活性，降低 IL-1 和 TNF-α 的生成 抑制葡萄球菌外毒素诱导的细胞因子
自体血清	可抑制炎性细胞因子，如 IL-1 和 TNF-α；抑制基质金属蛋白酶
ω-3 脂肪酸	抑制促炎性脂质介质 PGE2、LBT4 的合成；阻断 IL-1 和 TNF-α 的生成

TNF. 肿瘤坏死因子；ICAM. 细胞内黏附分子；IL-1. 白介素 -1；PGE2. 前列腺素 E2；LBT4. 白三烯 B4

研究显示，环孢素可以针对干眼的病因起效，而不是仅仅起到缓和作用，例如像眼表润滑剂发挥的作用一样。环孢素被证实可以减少结膜 IL-6 水平，减少结膜中的活化淋巴细胞，减少结膜炎症和凋亡相关因子，并且增加结膜杯状细胞数量。临床上，在两个为期 6 个月，多中心、随机、双盲、空白对照的 3 期临床试验中，环孢素试验组比空白对照组在两个客观检查（角膜荧光染色和麻醉后的 Schirmer 试验）和三个主观评判（视物模糊，需要人工泪液，全球医师的评价）上更有效且存在显著差异。有意思的是，单独使用环孢素，或是单独使用对照试剂可以比使用前显著减轻症状和客观体征，而除了视物模糊外，结膜染色、无麻醉 Schirmer 试验及症状不存在组间差异。除此以外，连续使用 3 年环孢素只会导致极小的眼部副作用和系统毒性的风险。基于证据显示，环孢素现在是唯一被美国 FDA 批准用于治疗干眼的处方药物。

环孢素使用贴士

1. 环孢素不是治疗干眼的万能药。它在炎症为主要因素的疾病中疗效最佳。为了快速起效，最好在开始应用环孢素的同时开始短期（1～2 周）局部应用类固醇激素。
2. 环孢素起效较慢，因此需告知患者症状及体征的好转不会立即出现。推荐的治疗时长为6个月。
3. 最常见的副作用是眼痛和眼红，而出现上述副作用并非说明需停用环孢素。

3. 四环素类衍生物 四环素类衍生物（表 5-8）主要因其在治疗睑板腺功能障碍或酒糟鼻中的抗炎和脂质调整作用，被用做治疗干眼。除了米诺环素，在使用现有可接受的剂量以下，四环素类衍生物的抗微生物作用是有限的。

四环素类使用贴士

1. 多西环素和米诺环素比四环素有更高的组织聚集度，这一特征使其拥有更高的亲脂性，从而通过较低浓度达到较高活性，提高其安全性。

2. 在剂量为100mg/d时，米诺环素与其他衍生物不同的是，它不仅能够阻止脂肪酶生成，而且还能够减少眼睑菌群。

3. 使用的时间越长，出现副作用和并发症的风险也就越高。使用3个月的米诺环素后，即使停药3个月药效依然存在。

4. 阿奇霉素 阿奇霉素是一种在人类角膜上皮细胞中可以通过阻止核性因子-κB 激活，抑制炎性细胞因子（TNF-α、IL-1β），趋化因子（IL-8、RANTES 和基质金属蛋白酶 MMP-1、MMP-3、MMP-9）的大环内酯类抗生素。因此它被用来治疗眼表感染和睑板腺功能障碍。在一个开放式研究中，阿奇霉素联合眼睑热敷按摩与单独眼睑按摩进行了比较。在治疗12天后，阿奇霉素实验组在治疗睑板腺堵塞，改善睑板腺分泌功能质量及减轻眼睑发红等方面有显著作用。在一个前瞻开放式研究中，每日1次持续4周局部应用阿奇霉素治疗可以减轻睑板腺功能障碍的症状体征，并且能够恢复睑板腺分泌脂质的功能。目前推荐使用阿奇霉素的时机是直到红霉素被证明无效时再开始使用。这是由于二者价格上的巨大差异。最开始2天应每日使用2次，直接滴入睫毛，之后的28天每日点1次。局部应用的阿奇霉素

表 5-8 四环素衍生物及其预测疗效

药物	干眼中的作用机制	剂量
四环素衍生物	降低胶原酶、磷脂酶 A2 和一些基质金属蛋白酶的活性	每次 250mg，每天 1 ～ 4 次
	降低角膜上皮 IL-1α 和 TNF-α 的生成	
	抑制葡萄球菌外毒素诱导的细胞因子和趋化因子	
	抑制基质金属蛋白酶的表达	
	抑制血管生成	
多西环素	减少眼表上皮细胞的凝胶溶解活性，以及降低 MMP-9 mRNA 转录水平，并防止实验性干眼诱导的 IL-1 和 TNF-α 的增加	每次 50 ～ 100mg，每天 1 ～ 2 次
	降低 TNF-α、IL-1β、IL-8 和 IL-6 的产生	
米诺环素	对炎症细胞、T 淋巴细胞和单核细胞的抑制作用，导致对 TNF-α、MMP-9 和 IFN-γ 生成的抑制作用	
	改变睑脂组成	

属于新药，在大多数美国以外的国家中仍然没有被允许使用。但可以肯定的是，我们需要更多的试验或者研究调查，以确认其疗效。

5. ω-3 脂肪酸　作为女性健康研究的一部分，当研究饮食摄入 ω-6 和 ω-3 脂肪酸时，人们发现摄入 ω-6/ω-3 脂肪酸比例较高的女性，患干眼的风险显著提高。西方人群平均摄入 ω-6 是摄入 ω-3 的 20～25 倍。每日接受抗氧化剂和 ω-3 脂肪酸治疗（DHA 350mg，EPA 42.5mg，DPA 30mg）将使得非严重性干眼组中患者的低水平的炎症介导因子 IL-1β，IL6 和 IL10 的量更加降低。但是，即使给予 ω-3 脂肪酸的益处被医生们广泛接受，但目前关于其在干眼中的益处还并不明确。我们需要一个大的多中心、随机临床试验去证实它的作用。

6. 自体血清　血清含有多种可以抑制眼表炎症因子作用的抗炎因子。这也可以在一定程度上解释它改善干眼患者症状体征的功能。

抗感染治疗的实用贴士

1. 对于短期的炎症，建议局部使用"间歇性"剂量的类固醇激素，2～3次/天，最多使用2周。推荐使用"柔和"的类固醇激素眼药水，例如氟米龙和氯替泼诺可减少副作用的风险，尤其是增加眼压。
2. 对于长期或慢性炎症，建议改为使用环孢素，2次/天。

---

3. 除此以外，至少服用450mg/d的 ω-3脂肪酸。
4. 睑板腺功能障碍频繁出现在这种慢性病例中，建议每3个月开具1次多西环素，100mg/d，因为这是市场中可购得的最低的浓度。市场中有不同的剂型。每日最低使用20mg，2次/天是有效的。
5. 患者的花费也是一个需要考虑的问题。自体血清是环孢素的替代品，不含防腐剂的眼表润滑剂也是一个好的替代品。

四、自体血清

在重度干眼的病例中使用自体血清（表5-9）研究可以显著改善症状和结膜角膜染色及泪膜破裂时间。其他研究报道了成功治疗伴随干眼的永久上皮缺损、角结膜炎以及移植物抗宿主反应等病例。还有报道显示配合使用硅制角膜接触镜可以有效治疗永久性上皮缺损。

虽然许多研究报道了自体血清成功治疗干眼，但是不同自体血清的疗效却相差很多。刘等假设了不同的提纯方法导致血清成分浓度的不同，并且尝试制订标准化提纯血清的方法。这一标准化提纯方法可以从血清中提取和保存最大量的促上皮因子。我们已经在我们的中心采用了这个方法。

自体血清"最佳"提纯方法

1. 通过静脉穿刺提取100ml血液，储存在无菌容器中。
2. 运行常规病毒学检测：HbsAg（HCV、HIV-Ⅰ和HIV-Ⅱ抗体），以及梅毒（HCV NAT）。
3. 在室温下正向静置2小时（18～25℃）。
4. 以3000×g离心15分钟。
5. 在层流罩中将上清液（平均30～35ml）转移至50ml的一次性注射器中。
6. 用BSS 1∶4稀释血清。
7. 轻摇后平均分配到无菌滴瓶中。
8. 用标签注明患者姓名及生日，以及提取血清的日期。
9. 在－20℃中最多储存3个月。
10. 每天使用8滴。
11. 开瓶储存温度为4℃。
12. 开瓶后16小时后丢弃。

表5-9　血清成分及推测对于眼表的益处

血清成分	推测在眼表的效果
视黄酸	上调 MUC-4 和 MUC-16
EGF	抗凋亡特性，促进上皮愈合
TGF-β	负责伤口愈合中成纤维细胞的活化
FGF	刺激角膜基质伤口愈合
纤维连接蛋白	为细胞迁移提供临时基质
维生素 A	促进上皮分化，减少眼表化生
维生素 E	防止角膜细胞凋亡
HGF	调节角膜上皮细胞增殖
PDGF	调节角膜成纤维细胞的增殖，促进稳态和创伤愈合过程中的迁移

MUC. 黏蛋白；EGF. 表皮生长因子；TGF-β. 转化生长因子 -β；FGF. 成纤维细胞生长因子；HGF. 人类生长因子；PDGF. 血小板源性生长因子

五、非药物治疗

1. 泪点塞　泪点塞可以缓解症状，改善客观体征，但是在更加严格的检测下，只有小部分研究通过比较干预证实了泪点塞的益处。2010 年发表的一篇系统综述展示了缺乏相关对照的临床试验，评估泪点阻塞疗法治疗干眼的效果。然而最近，更敏感的检测方法已经被用来评估比较包括泪点塞在内的不同干眼治疗方法的效果，例如功能性视力检测，可准确反映干眼治疗对视觉功能的影响。例如，上下泪点的泪点塞治疗对 LASIK 术后干眼且不能靠单独使用人工泪液控的患者是有效的。不仅仅是症状和泪液功能得到改善，通过功能性视力检测，治疗后的患者的视觉质量也得到了提高。功能性视力检测同样被用来区分堵塞上泪小点和下泪小点方法之间的疗效差别，二者均能显著改善染色的分数，以及泪膜破裂时间。但是，只有接受上泪小点阻塞治疗的患者的功能性视力检测结果显著改善了。

使用泪点塞的实用贴士

1. 在短期疗程中，永久的硅制泪点塞并没有比临时的胶质泪点塞有更大的优势。当花费成为一个需要被考虑的问题时，患者更容易接受使用更便宜的胶质泪点塞。
2. DEWS 推荐当干眼严重程度达到2级时应尽早使用泪点塞，尤其是出现中度不适，轻度视觉功能缺损时。

3. 直到开始抗感染治疗并且在致炎因子和趋化因子减少前，应用泪点塞是十分重要的。否则，这些因子会在结膜囊中循环并持续引发炎症。这在慢性眼表疾病及眼睑感染中也是同样的道理。

4. 同样，通过使用泪点塞治疗，所有局部应用的眼药均可在结膜囊中停留更长的时间。结果显示，这样的方法可增强治疗效果，在药物剂量及患者顺从性上都有改善。

2. 环境及生活方式调整 在干眼治疗中，患者教育常常被忽视。大量个人日常活动可加剧患者的干眼情况，使用电脑、长时间处于刮风的环境中、驾驶以及阅读都会导致干眼的发生。十分重要的一点是，轻度干眼可以通过生活方式的调整被成功治疗（表5-10），从而最大程度地减少药物使用。

虽然目前还没有团队研究、测量过生活方式和环境的改变对于干眼的影响，但是这些改变的潜在益处已经被全世界广泛接受了，然而却常常在干眼患者的教育中被忽视。

表5-10 生活方式改变

生活方式调整	减少或禁止使用有害的全身性药物，如抗组胺药、抗抑郁药、利尿药、β受体阻滞药
	减少或禁止使用眼血管收缩药
	正确使用/润滑隐形眼镜
	告知患者防腐剂在滴眼液中的有害作用，如果可能的话，尽量避免使用它
	减少/停止吸烟，饮酒
	推荐每日维持眼睑卫生：热敷按摩眼睑（适用于睑板腺功能障碍和慢性睑缘炎患者）
环境调整	避免低湿度、高温环境
	避免有风、潮湿的地方/指导防护眼镜的使用
	将计算机屏幕置于眼水平以下
	在电脑工作中定期休息（20-20法则）：在电脑上工作20分钟；20秒远离屏幕
饮食调整	指导充足的维生素A摄入
	建议增加ω-3必需脂肪酸的摄入
	减少ω-6必需脂肪酸的摄入
	建议增加亚油酸和γ-亚麻酸脂肪酸的摄入
	鼓励适当饮水
	控制糖尿病/糖摄入量

六、总结

近年来，我们对于干眼病因及发病机制的理解已经成指数地增加。遗憾的是，这些大量的新数据没有转化为医师们用来减轻患者痛苦的工具。虽然我们在等待新的干眼治疗方法的出现，但是通过学习现有资料，医师可清楚陈述干眼治疗药物的使用方法以及干眼检测指标，从而合理化地治疗干眼。因此理解每一个治疗方法的益处和限制就显得尤为重要了。

不幸的事，在临床中，大量的"治疗干眼"的广告产品会使医生和患者感到困惑。到目前为止，最容易被接受也是开具最多的眼表润滑剂就是一个例子。更新对干眼综合征的理解，尤其是对泪膜稳定重要性的理解，对于更加合理地选择眼表润滑剂是必需的。大多数眼药水的物理特性–黏性、弹性和润滑性可被调整，从而减少眼睑眼表间的摩擦、增加在眼中的停留时间，为眼表提供保护，帮助损伤上皮愈合，达到缓解症状的效果。然而很明显的是，这些眼表润滑剂针对现有干眼发生机制（如炎症）的治疗几乎是无效的。因此为了能够成功治疗干眼，医师们除了使用眼表润滑剂，还需要能够识别特定的治疗目标，并且他们的"武器库"可以帮助他们成功达成治疗目标。

控制炎症是关键的治疗目标，并且能够在临床中被轻松评估。由于炎症的地位被逐渐阐明，越来越多的针对性治疗方法可以被应用。适当运用这些方法可以在不使用眼表润滑剂时，独立改善干眼症状及体征。但是，运用这些治疗方法的风险和额外花费需要我们对使用它们的时机和时长有更加深刻的认识理解。

同样十分明确的是，正如我们目前所理解的一样，干眼研究的发展是巨大的，许多干眼影响因素需要被阐明，例如环境影响。研究者和医师对这些因素的关注还很少，而这也是我们知识的一个漏洞。

需要重申的是，完全有效的干眼治疗是不存在的。与此同时，临床医师可以根据当前的知识和治疗方式，采取合理、有针对性的方法成功减轻干眼患者的痛苦。

本文符合伦理要求

知情同意和动物研究的披露不适用于本文。

我已经收到 Alcon 和 Allergan 的演讲者的酬金。我不持有任何一家公司的股份。

第六章

干眼的手术治疗

Lingo Y.Lai,Clark L.Springs,and Richard A.Burgett

一、泪液量产生减少

泪液量产生减少可以由于：①全身系统药物的副作用；②影响泪腺的系统性自身免疫性疾病（如干燥综合征）；③医源性泪腺损伤（如头颈部肿瘤的放射治疗）。

对泪液量不足的手术干预包括通过阻塞或减少泪液排出系统的排出来延长泪液停留在眼表的时间。然而，如果泪腺损伤非常严重，泪液量缺乏会导致严重的眼部损伤。在这些情况下，应考虑更先进的手术方案来治疗严重的眼部损伤，如眼科整形外科做的泪腺移植。

使用这些方法来处理泪液量不足的指征包括：使用人工泪液干眼只有轻微的改善，或者人工泪液不能按要求的频率点眼，这可能是由于患者无法正确使用眼药水或由于自己时间安排的限制。不耐受泪点塞植入后继发的感觉障碍的患者也可能从这些手术干预中受益。

手术方式的选择

1. 泪小点的部分烧灼

优点：减小泪小点的大小，形成完整的阻塞。

缺点：①不可逆的过程；②可能会导致泪溢。

步骤：首先使用 1ml 2% 的利多卡因阻滞滑车神经。将烧灼装置的尖端插入到泪点，横穿泪小管的水平部，紧贴泪点和泪小管壁，直到到达一个直径0.5mm 或比泪点直径更小的孔时停留。烧灼术完成后如果尖端仍然附着在组织上，就在泪点组织周围和烧灼尖端滴几滴生理盐水。术后应用抗生素软膏，每日 3 次，用 1 周。

2. 用烧灼、热疗法或激光凝固完全封闭泪点

优点：效果优于部分泪点封闭，因为泪点是完全封闭的。

缺点：①不可逆的过程；②可能会导致泪溢。

步骤：首先使用 1ml 2% 的利多卡因阻滞滑车下神经。将装置的尖端插入到泪点，横穿泪小管的水平部。将装置紧贴泪小点和泪小管的管壁 10～14 秒。当泪点周围的组织变白表明烧灼效果满意。如果烧灼术完成后尖端仍然粘连在组织上，就在泪点组织周围和烧灼尖端滴几滴生理盐水。术后应用抗生素软膏，3 次 / 日，用 1 周。

小贴士：当周围的泪点组织变白时，能达到满意的烧灼效果。

3. 用缝合的方法使泪点完全封闭

优点：从理论上讲，由于完全去除了泪点上皮细胞，其成功率高于烧灼泪点封闭。

缺点：①不可逆的过程；②可能会导致泪溢；③缝合可能会导致角膜的炎症。

步骤：术眼表面麻醉，并向泪点周围组织和泪小管的垂直部注射 0.1ml 含有肾上腺素的 2% 利多卡因。以无菌方式准备和铺巾。使用角膜环钻从泪点和泪小管的垂直部钻取直径 0.6mm 深度 2mm 的上皮细胞。完全去除泪点上皮细胞是必要的。用 6-0 缝线做简单间断缝合，先缝 3/8 圈，反向与原始表面缝在一起。缝线应平行于睑缘，以避免对角膜的刺激。术后 1 个月、3 个月和 6 个月复查。

小贴士：完全去除泪点的上皮细胞是必要的。

二、泪膜不稳定

泪膜不稳定性导致泪液蒸发损失增加，可能由于：①睑板腺功能障碍；②前后睑缘炎的急性加重。

睑板腺产生泪膜的脂质层，其覆盖泪膜的水液层，防止表面泪液蒸发过速。若患有严重的前、后睑缘炎，睑板腺长期堵塞，不能有效地分泌脂质层，导致泪膜质量的恶化。外科手术干预可以恢复其睑板腺的功能。

手术干预治疗泪膜不稳定的适应证包括中度至重度的睑板腺功能障碍，可表现为泪液破裂时间减少、睑板腺堵塞、睑缘毛细血管扩张和充血。这些患者往往主诉异物感和眼部刺激征，轻微的按压可使其部分缓解。本节所述的手术设备申请了专利，同时附有已在文献中发表的数据来说明它们对于有这类症状患者的益处。

手术方式的选择

1. 用 Maskin 探针探查睑板腺

优点：①可以在诊室操作；②可重复。

缺点：①严重的睑板腺功能障碍可能需要多个疗程；② 将 Maskin 探针插入萎缩的睑板腺开口可能有困难。

研究：Maskin 在 2010 年发表了一项单中心研究，纳入了 25 例患者，研究显示 96% 的患者探针探查后有即时的缓解，100%的患者经过4周的探查有症状的缓解。80%的患者只需要一次治疗，20%的患者在治疗后平均4.6个月需要再次治疗。

步骤：评估睑板腺开口的状态，腺体的状态（注意有无萎缩的迹象），腺体的长度，透照法确定睑板腺开口的情况。使用2mm或4mm的探针进行检查。如果腺体长度较短，使用2mm探头。将1~2滴黏性局部麻醉药滴入下结膜穹窿，用足够的麻醉药覆盖睑缘。在整个过程中，将一个浸湿4%的利多卡因的无菌棉签直接放置于睑边缘。

充分麻醉后，让患者坐在裂隙灯前，助手辅助患者额头抵在裂隙灯相应的位置，让患者的下巴放在颌托上，调整至舒服的位置。打开装有无菌探针的包，并将其手柄插入探针套管的中心，以便从包中取出探针。用手指或棉签轻轻拨动并提起眼睑的皮肤以形成眼睑的张力。另一只手像握铅笔一样握住无菌探针手柄，然后将针尖放在睑板腺开口。使用迅速、小幅度的"掷镖"动作，垂直睑缘方向将其尖端插入睑板腺开口。在睑板腺开口化生的病例中，可以通过环形运动来找到睑板腺开口。

如果金属丝在探查过程中弯曲，则可以调整角度或位置以使其穿过。使用2mm探针，如果有持续的压痛或阻力，需要再进行透照。如果腺体的长度超过4mm探针的长度，就用4mm的探针重

复探查过程，以减轻阻力。导管内阻力的降低可以通过可感知的砰砰声和开口处的血液流出而得知。可以看到探针尖端有脂栓溢出。

在操作终止时，探头应该很容易地穿过，整个过程中没有阻力。在探查过程中可能会有沙沙声，睑缘出血由点变化位血流。在最初的探查过程中，患有严重慢性炎症的患者可能会感到不适，多个疗程的探查可能会有所帮助，从6~8个症状最严重的睑板腺的探查开始。

小贴士：在开始前，评估腺体开口的开放性、腺体的状态（有无萎缩）、腺体的长度，透照法确定睑板腺开口的情况。

2. 热治疗器尖端探查睑板腺

优点：①可以在诊室实施；②可重复。

缺点：严重的睑板腺功能障碍可能需要多个疗程。

可能难以在严重萎缩的睑板腺内植入热治疗器。

研究：Wladis在2012年发表了一项单中心研究（纳入了10例患者，40个眼睑），研究表明90%的患者能在治疗后1个月停止使用强力霉素。在治疗后1个月和6个月，OSDI评分显著改善。没有患者需要再次治疗。

步骤：将1：10万的肾上腺素混于

2% 利多卡因，注射到上下眼睑。将热透治疗器尖端垂直睑缘插入睑板腺开口。将探头向前推进，直到感觉有微弱的爆破声，说明瘢痕组织开放，继续推进探头并寻找正常的睑板腺开口。结束时睑板腺开口可以看到轻微的淤血点。

小贴士：感觉到微弱的砰砰声，表明瘢痕的开放。

3. LipiFlow 系统

优点：①可以在诊室操作；②可重复；③不需要用任何设备探查睑板腺（理论上可以改善患者的舒适度）。

缺点：①严重的睑板腺功能障碍可能需要多个疗程；②昂贵。

研究：Greiner 在 2012 年发表了一个单中心的研究（纳入 21 例患者，42 只眼）。研究表明治疗后 1 个月 OSDI 评分、SPEED 得分（标准干眼患者评估），睑板腺分泌评分，泪膜破裂时间均有明显改善，且维持到治疗后 9 个月。所有患者每只眼均接受了 1 次 12 分钟的治疗。

Lane 等在 2012 年发表了一项多中心临床试验，比较 LipiFlow 与 iHeat 热敷（$n = 69$ LipiFlow 组，iHeat 热敷 90 人）在成年人睑板腺功能障碍治疗中的安全性和有效性。治疗后 2 周和 4 周时，LipiFlow 组的睑板腺分泌及泪膜破裂时间有明显改善。

步骤：LipiFlow 系统分为两部分：一次性眼表组件和手持式控制系统。一次性组件又有两部分：一个眼睑加热器和一个眼罩。用丙美卡因滴眼液进行眼部表面局部麻醉，像插入一次性的巩膜镜或角膜保护器放置一次性组件。指导患者在开始治疗前闭眼，以确保设备在眼睑上正确的位置。开始治疗后，眼罩的可充气气囊会膨胀，在加热器和空气囊之间按压眼睑。在治疗过程中气囊将会膨胀和排气，从睑板腺末端向睑板腺开口方向按摩。治疗时间持续 12 分钟。

三、机械障碍

机械障碍是多种多样的，主要涉及结膜或眼睑。机械障碍引起蒸发损失增加，泪液异常排出，或使角膜暴露时间延长。原因可能是：①结膜松弛症；②下眼睑的异位（如睑内翻，睑外翻）；③眼睑障碍（如上睑下垂、暴露性角膜炎）。

（一）结膜松弛症

结膜松弛症的特点是结膜存在过度的皱褶，它常与干眼相关，但确切的关系仍是未知的。通常是下睑结膜松弛，但上睑结膜也有可能受影响。结膜松弛症的严重程度与干眼症状的严重程度相关。轻度至中度的结膜松弛由于泪膜破坏和不稳定导致干眼。严重者多余的结膜遮挡下泪点，阻碍眼睑睁开和闭合，导致泪溢。手术切除或复位多余的结膜可以减轻机械障碍（图 6-1）。

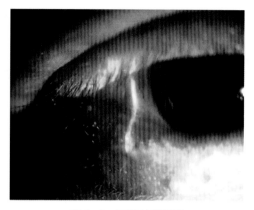

图 6-1 下睑结膜松弛

结膜松弛症手术干预的主要适应证是不能耐受的异物感。症状最常见的位置是下睑或暂时位于下睑。患者经常主诉这个区域有异物感或局部泪溢感。下面的章节介绍了许多去除多余结膜的术式。虽然已经发表了一些比较这些术式的文献，但在文献中并没有强有力的证据表明一种术式比其他术式要好。大多数医师根据自己的习惯选择一种或两种术式，并根据术后效果进行改进。

手术方式的选择

1. 结膜切除

优点：重新接近正常结膜解剖。

缺点：需要缝合。

步骤：用普鲁卡因眼药水进行局部麻醉。准备物品，铺巾，用开睑器撑开眼睛。向下睑结膜注射 1% 利多卡因。在角膜缘下约 2mm 的结膜做一个弧形切口。从弧形切口起切除下方的结膜，直至切掉多余的结膜。做放射状切口将

结膜分为鼻侧、中间和颞侧。根据结膜松弛的程度，切除每个区域多余的结膜。使用 8-0 线间断缝合，先缝合中央区域，剩下的两个区应该调整好位置后再缝合，以保持各区域适当的形状和张力，从而平滑连接获得一个好的泪河。术后用 0.5% 左氧氟沙星和 0.1% 的氟咪唑滴眼液 1 个月。术后 1 周拆线。

2. 用烧灼术去除多余结膜

优点：烧灼能使结膜更好地附着。

缺点：①从理论上说，烧灼增加了瘢痕形成；②需要拆线。

步骤：用丙美卡因点眼表面麻醉，2% 利多卡因结膜下注射来进行局部麻醉。用眼科显微剪从距离角膜缘约 0.5mm 的 3 点和 9 点位做半圆形切口。切口两端各留 45°。用显微镊将下穹窿的结膜推向角膜表面，会看到多余的结膜重叠到角膜表面下方。在多余的结膜上再做一个弧形切口，并与第一个切口平行。这就产生了一条附着多余结膜切开的条带，应该在邻近角膜缘 0.5 mm 的结膜附近进行切除。在切口下结膜上进行 2 行平行烧灼（12 ～ 18 点，Z 字形），与角膜缘下的巩膜形成紧密连接。用 10-0 尼龙缝合线在 3 点和 9 点的位置缝合切口。术后 1 周拆线。

3. 采用粘－挤－切技术进行结膜切除

优点：①为不需要缝合，手术时间可能减少；②类似于自体结膜移植的现

代翼状胬肉切除术。

缺点：黏着伤口，封闭性不好。

步骤：用普鲁卡因眼药水局部麻醉。准备物品，铺巾，用开睑器撑开眼睛。下睑结膜下注射混有肾上腺素的2%利多卡因。使用亚甲基蓝笔在角膜缘下5～6mm做一个弧形的标记，用剪刀在标记的边缘做一个小开口。使用19mm规格的套管针通过此开口沿着标记注射0.3ml纤维蛋白密封剂（Tisseel；巴克斯特工业公司，维也纳，奥地利），以类似的方式注入0.3ml凝血酶。然后立即使用改良的（弯曲的）上睑钳夹紧结膜并保持20秒。这个步骤将多余的结膜封入一个脊，并用密封剂聚合。20秒后，用剪刀将脊切除，在角膜缘下2～3mm留下封闭伤口。术后滴抗生素眼药水，每日3次，用1周；激素类眼药水，每日3次，用3周。术后1天、1个月、3个月复查。

小贴士：在注射凝血剂后，立即使用改良的（弯曲的）上睑钳夹紧结膜并保持20秒。这个步骤将多余的结膜封入一个脊，并用密封剂聚合。

4. 切除结膜并移植羊膜

优点：重新接近正常的结膜解剖。

缺点：①缝合位置的要求；②羊膜植片的成本。

步骤：用普鲁卡因眼药水做局部麻醉。准备，铺巾，用开睑器撑开眼睛。结膜下注射2%利多卡因肾上腺素。从角膜缘下方1mm做结膜切开，用剪刀剪去多余的结膜。在结膜缺损处放置羊膜，并切除多余的羊膜。用10-0尼龙线进行连续缝合，让羊膜与结膜边缘对合完好。用抗生素类固醇混合药膏涂抹术眼，然后眼垫遮盖。术后第1天摘掉眼垫。术后点人工泪液、类固醇和抗生素眼药水，每天使用5次，直到羊膜完全上皮化，通常为术后2周。术后2周拆线。拆线后3～4天停止激素和抗生素滴眼，人工泪液至少持续用1个月。

5. 结膜切除与纤维蛋白粘连的羊膜移植

优点：①因为不需要缝合可减少手术时间；②类似于现代异体移植治疗翼状胬肉的手术。

缺点：黏着伤口，封闭性不好。

步骤：用2%利多卡因局部麻醉，几滴1∶1000肾上腺素进行止血。准备，铺巾，用开睑器撑开眼睛。在角膜缘后方1～2mm做一个结膜的环形切口。使用7-0缝线在角膜缘下方2mm 6点位做牵引缝合，并将眼睛向上旋转。寻找用镊子可以轻易移动的结膜。剪掉特别薄的结膜区域。在结膜缺损处覆盖羊膜，基质侧朝向巩膜。将一半羊膜向后反折。巩膜表面涂溶血酶，羊膜基质表面涂纤维蛋白酶。将羊膜翻转回巩膜上，用肌肉拉钩协助将纤维蛋白胶涂在植片下。

对另一半羊膜重复上述步骤。修剪多余的羊膜和纤维蛋白，使羊膜与结膜平滑连接。

> **小贴士**：将巩膜表面涂上溶血酶，羊膜基质表面涂纤维蛋白酶。将羊膜翻转回巩膜上，用肌肉拉钩协助将纤维蛋白涂在膜下。

6. 无须结膜切除 / 仅缝合

优点：不需要结膜切除。

缺点：当缝合多余结膜至巩膜上有穿孔的风险。

步骤：用普鲁卡因眼药水做局部麻醉。准备，铺巾，用开睑器撑开眼睛。结膜下注射 2% 利多卡因。在角膜缘下方 8mm 处用 6-0 缝线间断缝合 3 针，将球结膜连接到巩膜上。小心不要刺穿眼球。下穹窿到角膜缘的正常解剖深度为 8mm。超过 8mm，否则可能发生低注视。Vicryl 缝线是理想之选，因为它允许局部感染的发生，可以使穹窿结膜紧密地连接在眼球上。

> **小贴士**：下穹窿到角膜缘的正常解剖深度为 8mm。超过 8mm，可能发生低注视。

（二）下眼睑位置异常

如睑外翻和睑内翻，可引起干眼症或泪溢症状。睑外翻导致的角膜暴露以及睑内翻时睫毛摩擦角膜，会造成角膜刺激和一系列的干眼症状。泪溢可能是由于反射性的泪液分泌过多，但也可能由于泪液泵功能衰竭或泪液不能进入异位的或狭窄的泪点。下眼睑位置异常，无论是外翻还是内翻，通常是由与年龄有关的退化性改变引起。修复这些位置异常的方法包括收紧水平眼睑支撑，即睑板和外眦肌腱。修复下睑缩肌可以通过恢复眼睑的垂直支撑，重建睑板良好的解剖位置。对老年性下睑位置异常的治疗方式如下，可由普通眼科医师解决。

眼睑松弛综合征是一类由眼睑疾病导致的病变，其治疗可能需要特殊的技术和经验。与瘢痕有关的眼睑位置异常（瘢痕性疾病）应用明显不同的手术方式治疗。导致皮肤皱缩的疾病（如硬皮病、烧伤、辐射）经常引起睑外翻，而结膜瘢痕性疾病（如 Stevens-Johnson 综合征、沙眼、眼瘢痕性天疱疮）常引起睑内翻或倒睫。在许多病例中，瘢痕性眼睑位置异常的治疗需要补充缺乏的睑板，而对于睑外翻是皮肤，对于睑内翻是黏膜，这超出了本书的范围。过矫的上睑下垂修复或下眼睑整形术的瘢痕变化可能会在不止一层的组织留下瘢痕，且具有更大的挑战性。瘢痕性眼睑位置异常的处理方法没有介绍，这些患者需要转到眼科整形外科医师那里进行治疗。手术干预下睑位置异常的适应证包括下睑水平位置松弛、睫毛摩擦角膜表面引起的角膜失代偿等。虽然有关这些技术的文献已经发表了，但在文献中没有强有力的证据表明一种技术比其他技术更好。大多数医师根据自己的喜好选择一种或两种术式，并根据他们个人的术后结果进行改进。

手术方式的选择

1.通过横向睑板剥离术来修复睑内翻

优点：能够更直观地观察到睑板附着，并重建新的内眦角。

缺点：更加耗时。

步骤：将混有 1∶10 万肾上腺素的 2% 利多卡因注射到下睑。准备，铺单，用开睑器撑开眼睑。注射丁卡因，放置角膜保护器。使用 15 号 Bard-Parker 刀片做一个 1cm 的外眦切开，用直剪做下眦松解术。侧拉下眼睑，用记号笔标出水平缩短的目标量。切除覆盖在睑缘的上皮细胞。用剪刀在灰线处将眼睑分成两层，剥去前层的表皮，暴露出睑板。沿睑板下缘切开结膜，以形成一条睑板带。用手术刀从新的睑板带上移除结膜。用 5-0 或 4-0 的缝线将睑板带连接到内外侧眼眶骨膜上，使其与相应的内眦的高度相比稍高一点。用可吸收缝合线间断缝将上下眼睑边缘缝合。在完成手术后，摘除角膜保护器，系上悬吊线。术后在切口处涂眼药膏 1～2 周。

2.侧切除修复外翻（图 6-2～图 6-5）

优点：快速。

缺点：在进行全层眼睑切除时，需要将剪刀固定在正确的角度，以确保在改变外眦角时获得更好的美容效果。

步骤：下眼睑注射混有 1∶10 万肾上腺素的 2% 利多卡因。准备好并铺巾。滴丁卡因和角膜保护剂。用 15 号 Bard-Parker 刀片做一个 1cm 的外眦切口。用直剪刀做下睑松解术。从侧面收缩眼睑，以估计眼睑的水平冗余度，过程中要小心避免内眦肌腱过度延长。用直剪切除多余眼睑的全层。烧灼止血。用 5-0 Prolene 或 5-0 Vicryl 线缝合切缘。随着上睑内眦肌腱的收缩和眼眶组织的保护，用开口治疗器或小的可延展性牵开器，沿内侧到外侧方向穿过缝线，与眼眶内缘骨膜啮合。在系上悬吊缝合线之前，可以通过铬缝线来改变尖锐的内眦角。用可吸收缝线闭合外眦切口。手术结束后取下角膜保护器，系上外眦悬吊线。切口处涂眼用抗生素软膏 1～2 周。

小贴士：在切除多余的眼睑时，用正确的角度调整剪刀的角度，以确保新的外眦角的美观。

3.前路睑内翻修复

优点：过程迅速。

缺点：皮肤切口有瘢痕和巩膜暴露的可能。

步骤：将混有 1∶10 万肾上腺素的 2% 利多卡因注射到下睑进行局部麻醉。准备，铺巾，用开睑器撑开眼睛。注射

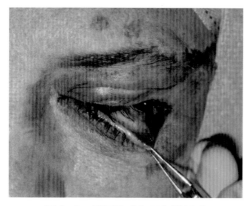

图 6-2　侧切除术和下角松解术

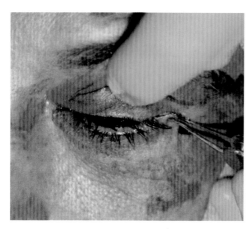

图 6-3　从侧面收缩眼睑,以估计眼睑的水平冗余度

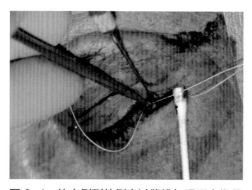

图 6-4　从内侧到外侧穿过缝线与眼眶内缘骨膜结合的方向,使用棉头涂抹器保护眼眶组织,使用睑板夹轻轻将上睑提起,以获得更好的暴露效果

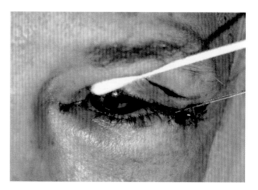

图 6-5　内眦角度应锐利,两条灰线并列

丁卡因,并放置角膜保护器。在睫毛线下方 2 ~ 3mm 做睫状下切口,从泪点上方到内眦,连接做内眦切开术。从后层分离一个单独的皮瓣。行上述水平收紧步骤。精确止血。如果注意到牵引器裂开,可能是指示要将牵引器置于睑板下缘。将下眼睑的肌皮瓣重新拉紧并切除多余的部分。用可吸收缝合线缝合伤口。移除角膜保护器,最后系上外眦悬吊线。切口处涂抗生素软膏。1 周后拆除缝线。

4. 后路睑内翻修复

优点:在结膜上行水平切口。

缺点:需要更多手术时间。

步骤:将混有 1 : 10 万肾上腺素的 2% 利多卡因注射到下睑进行局部麻醉。准备,铺巾,用开睑器撑开眼睛。注射丁卡因,并放置角膜保护器。如以上所述,进行内眦切开术,准备水平收紧。拉开暴露后层,寻找牵引带牵引的常见位置。用剪刀先钝性分离,然后做水平的结膜切口。如果结膜切的过多,可以在睑板下方修剪一条薄条带。将牵引带重新连接到睑板下方，缝合一针使睑板回到正确的垂直方向，用 6-0 Vicryl 线缝合 1 针。通过上面的水平收紧步骤，使眼睑复位。用可吸收缝合线缝合切口。取下角膜保护器，系上悬吊线。在切口部位涂抹抗生素眼药膏 1～2 周。

🗒️ **小贴士**：用拉开的方法暴露后层，并寻找牵引带牵引的常见位置。

（三）眼睑功能障碍

可继发于面神经麻痹，其中有眼睑闭合不全或不完全眨眼。在甲状腺相关眼病中，可发生严重的眼球突出。这两种情况都会导致暴露性角膜炎和干眼症。眼睑功能障碍需行眼睑缝合的指征包括持续的干眼症状，角膜失代偿（通常表现为神经性溃疡），或患者不能频繁使用人工眼泪。在眼睑功能障碍预计在几周内可以改善的情况下，应使用临时的眼睑缝合术，如在重症监护病房插管的患者中，术后有神经性溃疡或暴露性角膜病变。对于需治疗数月至数年的患者，永久的眼睑缝合术是最好的方法。对于这两种类型的眼睑缝合术，已发表的文章进行了比较。然而，在文献中没有强有力的证据表明其中一种优于另一种。大多数医生根据自己的习惯选择一种，并根据术后效果进行改进。这里详细介绍了一种临时眼睑缝合术。眼整形外科医师常用的永久眼睑缝合术中在后面叙述。

手术方式的选择

1. 用支撑物（拉绳技术）或不加支撑的临时眼睑缝合术

优点：①可逆；②可在床旁或诊室进行；③拉绳可以很容易地根据需要放松或收紧去观察角膜。

缺点：①缝线有感染的潜在风险，需要每 2～3 周更换一次；②很明显的缝合口，不美观。

步骤：将混有 1∶10 万肾上腺素的 2% 利多卡因注射到上下眼睑进行局部麻醉。用开睑器撑开眼睛。滴丁卡因和角膜保护剂。将一个 Foley 导管切割成 2 个半圆形的条状来制作支撑物。将其中一条切成两个 2cm 长的和 1 个 1cm 长的。2cm 的部分是上下眼睑的支撑物。1cm 的部分放置在下眼睑的支撑物上，可以通过调节关闭拉绳。将一个双臂 6-0 缝线放在一个 P-3 针上，通过一个 2cm 的支撑物缝合至距边缘 2mm 处。在上眼睑边缘 3～4mm 处进针，并在灰线边缘出针，出针点距离下睑 2～3mm。使用双臂 6-0 缝线的另一端，从最初的针孔外侧处选择一个位置，将针头从上睑缘 3～4mm 处插入到睑板，在灰线处离开睑缘。然后立即将针穿入下睑缘的灰线，低于上眼睑外侧针的位置，并从下睑下 2～3mm 处出针。将双臂 6-0 缝线的两端通过第二个 2cm 的支撑物（下眼睑），再通过 1cm 的支撑，将双臂

6-0 缝线的两端穿出。取下缝线，将缝线的两端固定，缝合时留下 2～3cm 的多余长度。按照上述步骤操作，但不需要在每个步骤中加入支撑物。

2.通过边缘粘连技术进行永久眼睑缝合

优点：外观可以接受。

缺点：更长的手术时间；过程可以逆转，但应在手术室进行，比较耗时。

步骤：注射混有 1 ：10 万肾上腺素的 2% 利多卡因至上下眼睑进行局部麻醉。用开睑器撑开眼睛。滴丁卡因和角膜保护剂。用手术刀在上下眼睑通过皮肤做两个皮肤切口，但不要切到睑板。外侧切口应在外眦处。内侧切口应与缝合术的期望位置和变化量相适应。使用锋利的剪刀（或刀片）在两个垂直切口之间的睑缘切除上皮细胞。用 5-0 或 6-0 缝线做水平褥式缝合，线结朝向外，将睑板并置。如有需要则放置第二根缝线。确保没有缝合材料暴露于后板层。移除角膜保护器，进行眼睑缝合。同样可以通过水平褥式在眼睑处打结，以支持内部放置的缝线，在眼睑有出针点，并与缝合线接触。在切口部位涂抹眼药膏 1～2 周。

小贴士：做水平褥式缝合，线结朝向外，将睑板并置。如有需要，则放置第二根缝线。确保没有缝合材料暴露于后板层。

四、眼部表面损伤

眼表面损伤可继发于：

1. 影响黏膜的系统性自身免疫性疾病（如眼部瘢痕性类天疱疮）。

2. 严重眼灼伤导致的角膜缘细胞缺乏严重。

3. 史蒂文斯 - 约翰逊综合征（Stevens-Johnson syndrome,SJS）和中毒性表皮坏死松解症（TEN）溶解导致的角膜缘干细胞缺乏。

4. 骨髓移植后的移植物抗宿主病。

在大多数需要进一步手术干预的眼表损伤中，由于角膜缘干细胞破坏，角膜不能自我修复。眼表重建手术包括结膜角膜缘自体移植（CLAU）、与生活相关的结膜角膜缘移植（lr-CLAL）、角膜缘移植（KLAL）、联合结膜角膜缘和角膜缘移植（C-KLAL）。CLAU 是将患者健康眼睛的干细胞移植到对侧的干细胞缺陷的眼睛，移植到结膜载体上的角膜缘组织。由于这是一种自体移植手术，因此术后不需要使用全身免疫抑制剂。该方法是单侧角膜缘细胞缺乏的最佳选择。由于 CLAU 是一种自体移植手术，且术后不需要全身免疫抑制，所以普通眼科医师所能提供的适当的手术干预。此外，急性眼表损伤继发于 Stevens-Johnson 综合征，中毒性表皮坏死松解症，或严重眼灼伤，立即行羊膜移植术可以显著改善患者的预后，也可以很容易地由普通眼科医师完成。在非急性情况下，所有形式的眼表炎症必须至少在术前6个月得到控制。

活体结膜角膜缘移植包括在结膜载体上移植正常的角膜缘组织，供体由患者亲属的健眼获得。KLAL是从尸体的2只眼睛上获得角膜并移植到患者的角膜缘。C-KLAL是一种联合手术，从尸体眼得到的角膜组织，从患者的亲属中获得角膜缘，移植到患者角膜上。C-KLAL、KLAL和lr-CLAL都是异体移植，都需要术后终身使用全身免疫抑制剂。这类患者通常需要与其他专科医师进行会诊，以便进行术后管理。为了普通眼科医师能了解这些知识，下面列出了这些先进的技术，但是最好还是让眼科角膜医师处理角膜缘细胞移植。

在严重的眼部损伤的情况下，可能会有大量瘢痕。其中一些涉及结膜囊重建的手术最好由眼整形外科医师完成，这里仅简单提及，并没有介绍详细的手术步骤。

手术方式的选择

1. 用纤维蛋白胶进行羊膜移植

优点：与现代异体移植翼状胬肉切除术相似。

缺点：成本高。

步骤：用丙卡因眼药水局部麻醉，用开睑器撑开眼睛。在下睑结膜下注射混有肾上腺素的2%利多卡因。分离粘连，暴露裸巩膜。切除结膜下纤维血管组织而不切除结膜组织。切除直肌周围的所有瘢痕组织，使眼球可以自由转动。烧灼来止巩膜的血。估计移植面积，将羊膜修剪成到比移植区面积略大一点。注意将可能需要羊膜移植的穹窿区域包括在内。可能需要用一个牵开器更易进入上穹窿。将羊膜基质向上放在角膜上，将凝血酶涂在巩膜表面，在羊膜基质面涂上纤维蛋白原。用镊子将羊膜翻转回巩膜上，用一个肌肉钩协助下表面涂上纤维蛋白胶。用肌肉钩将羊膜植片推到穹窿深处，形成一个解剖学上的深穹窿。如果需要羊膜位置精确，放置羊膜，基质侧靠睑板。术后用抗生素和类固醇眼药水。

2. 羊膜移植

优点：缝合到位后，植片不会掉落。

缺点：手术时间更长。

步骤：用丙卡因眼药水局部麻醉，准备，铺巾，用开睑器撑开眼睛。在下睑结膜注射混有肾上腺素的2%利多卡因。将羊膜基质放在角膜上。用肌肉钩将羊膜移植到穹窿深处，形成一个解剖学上的深穹窿。用3个双头6-0缝线将羊膜固定到上睑缘。使用Desmarres牵开器将上眼睑翻开，用3-0缝线将上穹窿缝线固定在眉弓下面。针应该从羊膜表面穿过上穹窿，然后穿过上眼睑的全层。灰线牵引缝线也可以用来辅助翻上睑。将羊膜的游离端穿过眼表。重复以上步骤。固定羊膜，覆盖下穹窿和睑板。

术后用局部抗生素和类固醇眼药水。

> 📝 **小贴士**：使用牵开器将上眼睑翻开，用缝线将上穹窿缝线固定在眉弓下面。针应该从羊膜表面穿过上穹窿，然后穿过上眼睑的全层。

3. 结膜瓣

优点：价格便宜（无异体移植费用）。

缺点：外观可能不理想。

步骤：术前评估结膜活动性。球后麻醉，准备，铺巾，用开睑器撑开眼睛。用手术刀片或干海绵去除角膜上皮。在12点位置放置4-0或6-0的丝线牵引，用剪刀或手术刀片做全切。用卡钳测量从角膜缘上缘到穹窿至少14mm，完全覆盖角膜所需的区域。将含有1：10万肾上腺素的2%利多卡因与注入到结膜下，将结膜从Tenon囊分离出来。在上穹窿下做一个从中心到角膜缘2cm长的切口，分离结膜，彻底切开Tenon囊，拆除时上方缝线，将结膜瓣移到清创的角膜表面。在4点和8点的位置做松解切口，使结膜瓣在合适的位置且无张力。间断缝合，以确保结膜瓣完全覆盖角膜表面。

4. 口腔黏膜（口腔、唇、硬腭）结膜移植

步骤：用口腔黏膜，从上牙龈沟中取出一段长15mm的黏膜，因为这些区域腺体流速比其他区域的腺体高。将得到的黏膜缝合到下穹窿结膜。

5. 鼻黏膜（鼻中隔、鼻甲）或鼻旁黏膜（上颌窦）的结膜移植术

步骤：用鼻黏膜，在全身麻醉下进行。用浸泡混有1：10万肾上腺素的2%利多卡因的纱布塞入鼻腔内，对鼻腔黏膜进行麻醉和消毒。将0.4ml局部麻醉剂注射到下、中鼻甲的黏膜下层。5分钟后，用刀片切开下鼻甲的游离边缘或中鼻甲后1/3。用弯剪抬起并切除黏膜。双极烧灼可以用于控制出血。用填充物将鼻腔填塞48小时，以止血并稳定鼻甲。去除后的两周内应每3天换一次鼻腔敷料，以促进表面黏膜形成。不需要口服或鼻内用药。

用直剪将邻近的骨残余和海绵组织从切除的鼻黏膜组织中剥离出来。将全层鼻黏膜切成厚度为1～2mm的薄层，用生理盐水冲洗得到移植物，并在移植前用湿纱布包裹。在角膜缘附近行结膜切开术。如果有睑球粘连，就从睑板上剥离并游离Tenon囊。用0.04%丝裂霉素C浸泡在深穹窿内，避免巩膜暴露。用生理盐水彻底冲洗。大面积覆盖裸露的巩膜，用纤维蛋白原封闭。将自体鼻黏膜上皮向上放置于球结膜周围。用10-0尼龙线间断缝合，固定鼻黏膜。上下眼睑可放置四条固定线，来防止结膜组织的塌陷和收缩。

6. 自体口腔黏膜上皮移植

步骤：从患者直径6mm的口腔黏膜活体标本中获得自体口腔黏膜上皮细胞，

在羊膜培养基上培养细胞，并与丝裂霉素 C 灭活的 3T3 成纤维细胞一起培养。将培养的细胞浸入培养基中约 1 周，然后将培养基水平降低 1 ～ 2 天。暴露出巩膜区域，并将羊膜移植到该区域。根据临床研究结果，给予全身皮质类固醇和环孢素，可预防术后感染和免疫反应。术后每日 4 次使用类固醇和抗生素眼药水。治疗性软接触软镜可以用至少 1 个月的时间来避免移植的上皮细胞消融。

7. 唾液腺移植

步骤：最好采用两步来完成这个过程，以尽量减少移植过程中的缺血时间。在供体中使用联合入路，用它的供血血管和排泄管收集下颌下腺。在受体的颞肌做切口。确定并分离颞浅静脉和动脉。移植腺体，显微缝合使血管吻合。将排泄管皮下移至外眦角，并将其移植到结膜外侧穹窿。

8. 自体角膜缘干细胞移植（CLAU）

优点：类似于现代自体移植翼状胬肉切除术。

缺点：供体有角膜缘干细胞损伤的风险。

步骤：将受体和供体用丙美卡因眼药水进行局部麻醉。准备用开睑器撑开。结膜下注射混有肾上腺素的 2% 利多卡因，行结膜环状切开术。破坏结膜，使其向后凹陷。刮除角膜上皮，以去除异常的上皮细胞和纤维血管。开睑器撑开供体眼，在供体眼的上睑结膜上，距离

角膜缘 6mm 处标记，在角膜缘后延伸 5 ～ 8mm，并行梯形的角膜缘移植。在上睑结膜注射混有肾上腺素的 2% 利多卡因到结膜下，分离出 Tenon 囊。用 Westcott 剪刀将移植物的外侧和后缘进行横切，并将其反折到角膜上。仔细解剖角膜，并通过 Vogt 线将干细胞分离出来。用剪刀将近缘横切，并将移植物移植到供体眼。保持移植物的上皮和角膜缘位置准确。用 10-0 缝线在外侧缘和后缘处做间断缝合。不要将缝线穿过角膜缘。重复以上步骤从下睑结膜获得移植物。

9. 活体角膜缘干细胞移植（lr-CLAL）

提示：不通过边缘缝合的地方。

步骤：lr-CLAL 是一种包括两个手术的外科操作。第一个是从供体眼获取移植物。第二个是将其移植到受体眼内。用普罗帕卡因局部麻醉。用开睑器撑开眼睛。在供体眼的上睑结膜的角膜缘上测量并标定 6mm，在角膜缘向后延伸 5 ～ 8mm，以形成梯形的角膜缘植片。在移植过程中，不对称标记处使用甲紫溶液标记，以帮助重新定位。在上结膜注射混有肾上腺素的 2% 利多卡因，分离出 Tenon 囊。使用剪刀将移植物的外侧和后缘切平整，翻转到角膜上。仔细解剖角膜，并通过 Vogt 线分离干细胞。用剪刀把近端翻转。将组织浸泡在胶体储存溶液中，移植给受者。

用普罗帕卡因眼药水局部麻醉。准

备，铺单，开睑器撑开眼睑。结膜下注射含有肾上腺素的 2% 利多卡因。行球结膜环状切开，破坏结膜，使其可向后凹陷。行角膜上皮刮除，移除异常的上皮和纤维血管组织。保持移植物的角膜上皮和角膜缘位置准确。10-0 缝线间断缝合侧缘和后缘，不要将缝线穿过角膜缘。为了防止排斥，除了局部药物，需要终身用免疫抑制药。

10. 角膜缘干细胞异体移植（KLAL）

步骤：用丙卡因眼药水行局部麻醉。用开睑器撑开受者的眼睛。如果暴露困难，可以进行外眦切开术。最好在结膜下注射混有肾上腺素的 2% 的利多卡因。严重的瘢痕可能会使这一步困难。行结膜 360° 切开术。如果发生明显的出血，可以一次切除一个象限。局部烧灼、凝血酶和肾上腺素（1：10 000 稀释）可以用来止血。破坏结膜，使其可向后凹陷。从角膜缘切除结膜 4 ～ 5mm，以暴露出含 KLAL 组织的巩膜床。避免切除穿窿的睑球，因为这可能会导致眼睑的结膜上出现大的上皮缺陷，并在术后加重睑球粘连的形成。行角膜上皮刮除，移除异常的上皮和纤维血管组织。

注意尸体供体组织。使用 7.5mm 的环钻取角膜缘，类似于在常规角膜移植术中环钻角膜的方法。用类似的方式切除供体组织的中央角膜。将角膜缘分成相等的两部分。使用剪刀修剪多余的外周巩膜组织，使巩膜外缘移植与角膜缘

距离 1mm。使用月牙形刀片进行层状剥离后 1/2 ～ 2/3，切除后巩膜和后间质，包括后弹力层和内皮。对另一半角膜组织和第二供体组织重复以上步骤。为了避免角膜上的间隙，每个受者眼睛需要 4 个角巩膜缘（每个供体组织提供 2 个）。在移植到受者眼内之前，将它们上皮面向上放置在储存介质中。按正确的方向放置两个角膜供体，使角膜边缘刚好覆盖受者的角膜。

用 10-0 缝线间断缝合，将植片固定在角膜缘，使植片与受者角膜连接平滑。为提高安全性，额外的缝合线可以沿后缘放置。附加的新月体被添加进去，并与先前放置的新月体以及受者角膜一起放置，直到整个角膜被周围覆盖。额外的新月可能需要修剪，以满足位置需求。然后，将先前凹进去的受体结膜的游离边缘缝合到新月形的后边缘。术后复查前需要眼垫遮盖。为了防止排斥，除了局部药物，需要终身用免疫抑制药。

11. 角膜缘干细胞移植联合结膜角膜缘移植（C-KLAL）

步骤：用丙卡因滴眼液做局部麻醉。准备，铺单，用开睑器撑开眼睛。在供体眼的上睑结膜的角膜缘上测量并标定 6mm，在角膜缘向后延伸 5 ～ 8mm，以形成梯形的角膜缘植片。在移植过程中，不对称标记处使用甲紫溶液标记，以帮助重新定位。在上结膜注射混有肾上腺

素的 2% 利多卡因，分离出 Tenon 囊。

使用剪刀将移植物的外侧和后缘切平整，翻转到角膜上。仔细解剖角膜，并通过 Vogt 线分离干细胞。用剪刀把近端翻转。将组织浸泡在胶体储存溶液中，移植给受者。

注意尸体供体组织。使用 7.5mm 的环钻取角膜缘，类似于在常规角膜移植术中环钻角膜的方法。用类似的方式切除供体组织的中央角膜。将角膜缘分成相等的两部分。使用剪刀修剪多余的外周巩膜组织，使巩膜外缘移植与角膜缘距离 1mm。使用月牙形刀片进行层状剥离后 $1/2 \sim 2/3$，切除后巩膜和后间质，包括后弹力层和内皮。在移植到受者眼内之前，将它们上皮面向上放置在储存介质中。

用普鲁卡因做局部麻醉。准备，铺单，用开睑器撑开眼睑。如果因睑球粘连暴露困难，可行内眦切开术。最好在结膜下注入 2% 的利多卡因。严重的瘢痕可能会限制这一步。如果存在结膜，行结膜 360° 切开。试着保留尽可能多的结膜。局部烧灼、凝血酶和肾上腺素（1 : 10 000 稀释）可以用来止血。破坏结膜，使其可向后凹陷。从角膜缘切除结膜 $4 \sim 5$mm，以暴露出含 KLAL 组织的巩膜床。避免切除穹窿的睑球，因为这可能会导致眼睑的结膜上出现大的上皮缺陷，并在术后加重睑球粘连的形成。

行角膜上皮刮除，移除异常的上皮

和纤维血管组织。将结膜角膜缘移植物放置于上下（12 点和 6 点）。用 10-0 缝线间断缝合植片侧面和后面。将新月形植片置于鼻侧和颞侧，并用 10-0 缝线间断缝合。为了防止排斥，除了局部药物，需要终身用免疫抑制剂。

五、总结

干眼的手术干预应根据导致症状的主要病因进行指导和分类。这些类别包括泪液分泌减少，泪膜不稳定，机械干扰，眼表损伤。在泪液分泌不足时，选择延长眼泪停留在眼表时间，阻断或缩小的泪液排出系统的手术方法。泪膜不稳定、睑板腺功能障碍通常是罪魁祸首，恢复腺体的功能将大大改善患者的干眼症状。机械障碍可继发于结膜松弛或眼睑功能障碍。通过手术将解决干眼的症状。眼表损伤经常由于角膜缘干细胞破坏非常严重，角膜不能自我修复。这一问题的外科治疗方法经常涉及异体移植和终身全身免疫抑制药的使用。只有当干眼症的病因被正确认识时，才能选择合适的手术来解决问题。

本文符合伦理要求

Lingo Y. Lai，Clark L.Springs 和 Richard A. Burgett 声明他们没有利益冲突。本章作者没有实施动物实验和人体试验。

第七章

干眼：研究新方向

Minako Kaido and Kazuo Tsubota

一、干眼正呈上升趋势

干眼发生的常见原因

- 干燥：全球变暖，视频终端（VDT）工作及佩戴角膜接触镜。
- 生活条件恶化：吸烟、化学物质及自由基的侵袭。
- 社会压力。
- 年龄因素。

干眼的患病率不断上升，这一趋势主要是由环境条件和生活方式的变化导致。

干眼，顾名思义与"干燥"密切相关。全球变暖及环境干燥、当今社会越来越多的使用"视频终端"和佩戴角膜接触镜都是干眼的危险因素。生活环境条件的恶化，比如吸烟、化学物质及自由基的侵害都将加速氧化反应进而引起角结膜炎症导致干眼。自主神经系统的状态对干眼的发生也起到重要作用，社会生活压力会干扰副交感神经进而影响泪液分泌。

年龄对干眼来讲也是重要的危险因素，干眼被认为是年龄相关性疾病，因为其多发生于老年人。近几十年来社会老龄化加速，在美国年龄≥65岁的人口数量是20世纪的三倍。Lie等的研究表明我国台湾地区的干眼患病率达到35%。在日本一项基于大样本人群的调查中，对日本老龄人口进行诊断问卷和客观检查发现，在>60岁的退休人口中，73.5%的人符合日本的干眼诊断标准。

（一）关注年龄

衰老是体内器官功能障碍的危险因素。关于衰老，现有的两个主要假说："程序化凋亡"和"遗传差错"理论都无法满意地解释衰老的过程。而两个新的概念："代谢理论"和"氧化应激"已经成为衰老研究的热点（图7-1）。

代谢理论：暴饮暴食引起的代谢压力，损伤机体导致寿命缩短和老龄化疾病。

氧化应激理论：活性氧自由基（reactive oxygen species，ROS）产生过多，超过了抗氧化剂的中和作用进而导致细胞损伤和老化。

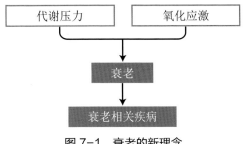

图 7-1 衰老的新理念

（二）泪腺随年龄增长的改变

随年龄的增长，泪腺的结构和功能发生改变。这些改变包括腺泡萎缩，导管纤维化，脂类物质沉积和肥大细胞、淋巴细胞等炎性物质的浸润。

1. 组织病理学改变
   腺泡细胞萎缩；
   纤维化；
   导管扩张；
   炎性浸润；
   脂质积聚。
2. 泪腺功能低下
   腺泡细胞肥大；
   分泌囊泡胞质积聚；
   内质网功能下降；
   细胞核色素加深。

二、干眼诊断新观点

干眼从病因学分为：水样液缺乏型干眼和蒸发过强型干眼（泪膜破裂时间缩短）。

（一）水样液缺乏型干眼

水样液缺乏型干眼主要由于泪腺功能异常引起，又根据是否由 Sjögren 综合征引起分为：Sjögren 综合征型和非 Sjögren 综合征型。Sjögren 综合征型干眼通常是由于淋巴细胞浸润破坏泪腺引起并常伴有严重的眼表上皮损害。

人们逐渐认识到非 Sjögren 综合征型干眼多是由视频终端（visual display terminals，VDT）相关工作引起。随着信息技术的发展，VDT 在工作和生活中使用越来越频繁，导致更多的电脑使用者因此患有干眼。VDT 导致干眼的一个原因是使用 VDT 会减少瞬目频率引起泪液蒸发过多。另一个原因则是泪腺功能低下，由于瞬目频率减少，VDT 使用者的泪腺腺泡上皮细胞会积存大量分泌囊泡导致分泌功能下降（图 7-2，图 7-3）。泪腺功能低下也是干眼的一个重要发病机制。泪液分泌水平和 VDT 使用时长呈负相关。显然，长时间频繁地使用 VDT 是非 Sjögren 综合征型干眼的一个重要危险因素。

（二）蒸发过强型干眼

蒸发过强型干眼也称短泪膜破裂时间型干眼，其特征是眼表泪膜蒸发过强而泪液分泌量正常。人们观察到两种主要类型的泪膜破裂斑：一种是圆点状泪膜破裂斑，另一种是竖线型泪膜破裂斑（图 7-4）。蒸发过强型干眼通常被误认为是早期的轻度干眼，因为其常不伴有或者少有角膜上皮损害。然而蒸发过强型干眼症状通常很明显。这类干眼患者

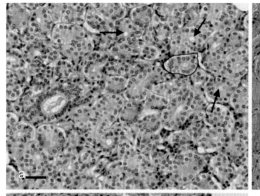
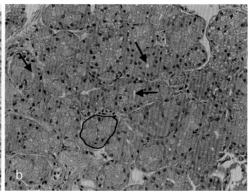
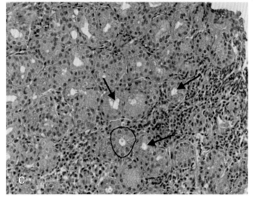

图 7-2　泪腺 HE 染色示分泌囊泡积存过多

a. 正常对照，泪腺结构包括正常腺泡细胞、导管细胞、毛细血管和结缔组织；b.VDT 导致干眼患者泪腺腺泡比正常人大，腺管也有堵塞；c. Sjögren 综合征导致干眼患者。淋巴细胞浸润破坏泪腺腺泡，腺管扩张。箭头：腺管腔。黑线描记：一个腺泡。比例尺：50mm（照片授权引自 Kamoi et al,2012）

泪膜不稳定、不规则故而常有视疲劳、眼不适、眼睑沉重、视物模糊等影响日常生活的症状，尽管其泪液量正常，角膜也没有点染。

　　蒸发过强型干眼多见于办公室工作人群，这类人群常应用 VDT 和戴角膜接触镜。蒸发过强型干眼的病因大致分为内因和外因两大类：内因常有睑板腺功能障碍，眼睑功能异常，瞬目频率下降等；外因常见于，维生素 A 缺乏，苯扎氯铵等眼药水防腐剂的影响，角膜接触镜的应用，过敏等其他眼表疾病。另外，结膜杯状细胞密度下降也是蒸发过强型干眼的重要病因。

三、泪膜功能检查新手段

- 泪河试纸
- TearLab 泪液渗透压
- 脂质层分析仪：DR-1
- 视功能评价系统

（一）泪河试纸

　　干眼的检查手段常有：Schirmer 试验，侵入性或非侵入性泪膜破裂时间、角膜染色、泪河高度测量。Schirmer 试验是不可或缺的干眼检查手段。然而其结果具有不稳定性，同时会产生刺激症状引起反射性流泪。

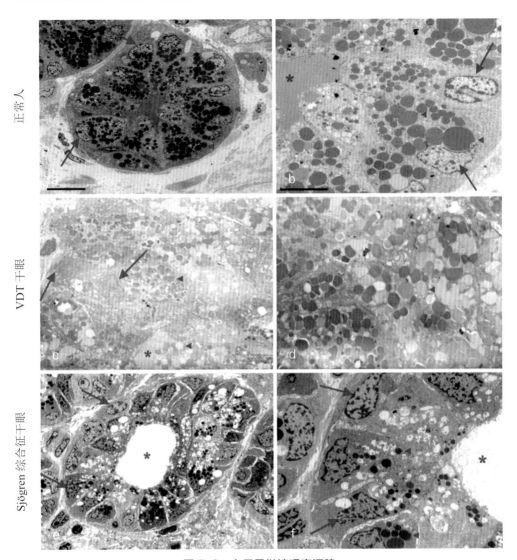

图 7-3 电子显微镜观察泪腺

a. 分泌囊泡正常积存，比例尺 =10mm。b. 正常囊泡分布均匀，比例尺 =5mm。a，b. 显示分泌囊泡均匀分布于泪腺上皮细胞的顶端。c. VDT 干眼患者分泌囊泡积存过度。d. 高倍放大的 VDT 干眼患者的囊泡。c，d. 显示 VDT 干眼患者泪腺上皮细胞质内大量分泌囊泡积存，推挤胞核周边移位。分泌囊泡电子密度高低不等。e.Sjögren 综合征干眼患者分泌囊泡。f. 高倍放大观察。e，f. 显示 Sjögren 综合征干眼患者分泌囊泡数量很少且体积较正常人小，腺管扩张。透射电镜观察显示 VDT 相关干眼患者泪腺上皮细胞的分泌囊泡数量通常较正常人和干燥综合征患者多。放大倍率：62000（a，c，e），65000（b，d，f）。星号 . 腺管腔 . 箭头 . 腺泡；三角 . 分泌囊泡（授权引自 Kamoi et al. 2012）

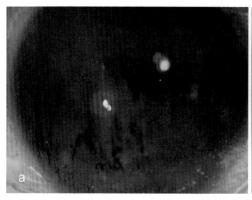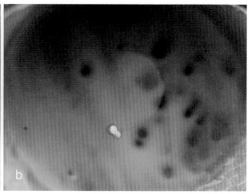

图 7-4 泪膜破裂班

a. 竖线型泪膜破裂斑,常见于老年女性;b. 圆点状泪膜破裂斑,常与过敏性结膜炎、VDT 工作有关,男女发生率基本一致

泪河试纸(strip meniscometry,SM)是一种新的简易的非侵入性泪量试纸,其特殊设计能避免刺激泪液产生并能简易操作得到高质量结果。试纸条置于下睑外侧泪河处,避免接触眼球表面,持续 5 秒,即可读出试纸中部泪液染色长度获取测量值(图 7-5)。

试纸的主要成分是聚对苯二甲酸,表面涂有氨基甲酸乙酯,涂层中部有一个深 0.4mm 的凹槽。含有 8μm 吸水孔径蓝色硝化纤维滤纸膜置于凹槽内。

泪河试纸检测与泪膜破裂时间,Schirmer 试验,眼表角膜染色,泪膜分析有很高的一致性。单独应用诊断干眼的敏感性和特异性达到 80.5% 和 67.2%。联合应用泪膜破裂时间检测敏感性和特异性则可达到 80.5% 和 99.3%。

(二)TearLab 泪液渗透压检测

TearLab 泪液渗透压检测仪是第一

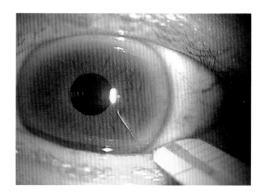

图 7-5 泪河试纸

将泪河试纸置于下睑外侧泪河处,且避免接触眼球。试纸中央纤维膜粘有泪液的长度即为测量值

个客观定量诊断评估干眼的仪器(图 7-6)。TearLab 泪液渗透压检测仪通过测量人类泪液的渗透压并联合其他检测手段协助确诊疑似干眼的患者。

泪液渗透压已被证明是泪膜完整性的主要指标,当泪液的质或量出现异常、泪液蒸发率升高都将导致泪液的浓缩(泪液渗透压增高),进而损害角膜和结膜上皮。TearLab 检测仪能够正确

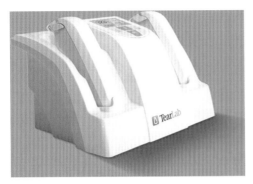

图 7-6　TearLab 渗透压检测仪（加拿大，圣地亚哥，TearLab 公司）

识别 88% 的正常泪液，75% 轻度至中度干眼患者的泪液，和 95% 严重干眼患者的泪液。

（三）DR-1

DR-1（日本，名古屋，兴和株式会社）是一台特殊的干涉光照相仪能够显示角膜前脂质的分布情况。其干涉色谱图可以分级量化泪膜形态并与干眼的严重程度对应。DR-1 色谱图分为 1～5 级，具体如下：1 级，泪膜少许灰色点，分布均匀。2 级，少许灰点，分布不均匀。3 级，数种色点，泪膜分布不均匀。4 级，许多色点，分布不均匀。5 级，角膜表面部分裸露（图 7-7）。有研究证实干眼的严重程度和睑板腺功能障碍与干涉色谱分级相一致。

（四）功能视力检测仪

因为干眼常伴有视力波动和偶发视物模糊，2007 年国际干眼工作组流行病分组建议干眼检查应包含视功能检测，以获取眼表干燥对视功能的影响并协助评估病情。标准视力检查作为一项传统

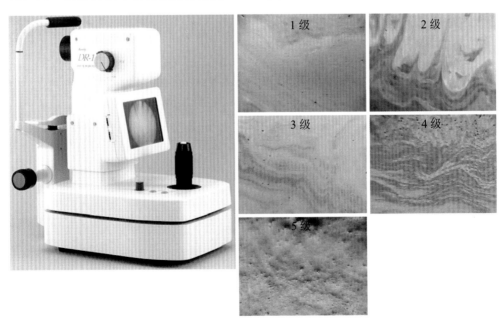

图 7-7　DR-1 影像（京都府立医科大学，Norihiko Yokoi 赠）

手段能评价即时视功能，然而用其评价视功能还有很多的不足。一些新的技术如：对比敏感度、角膜地形图、眩光试验、波阵面感受器、功能视力检测系统等已经被应用于检测视功能。

功能视力检测仪（日本，名古屋，兴和株式会社）是一台能随时间变化监测视功能改变的仪器。功能视力是一段时间内视功能各项指标的平均值（图7-8）。角膜表面稳定的泪膜是清晰视力的必要条件，干眼引起的角膜表面不规则常导致视力下降。功能视力检测仪能有效监测视功能随泪膜变化而改变的过程。

功能视力检测的指标

1.起始视力：常以最佳矫正视力作为基线。

2.功能视力：检测过程中正确应答的平均视力。

3.视力维持率：功能视力与起始视力之比。

4.最佳视力：检测过程中的最佳视力。

5.最低视力：检测过程中的最差视力。

6.反应时间。

7.瞬目频率。

四、干眼的治疗

1.新的治疗仪器 JINS 湿房镜可用来缓解眼表干燥（图7-9）。这个眼镜的侧面有一个充满水的小盒。适用于眼表因干燥而疼痛的患者和长时间使用VDT而有眼表刺激感的患者。

2.泪膜导向疗法 泪膜导向疗法（tear film-oriented therapy，TFOT）是一种新的干眼治疗策略。泪膜稳定性和规则性依赖于眼表泪膜三层结构的均衡。包括：脂质层、黏蛋白层、水液层。脂质层能减少泪液蒸发。泪腺产生泪液构成水液层。黏蛋白层保护角结膜表面形成亲水结构稳定泪膜。TFOT就是针对不同层次进行治疗（图7-10）。

泪膜导向疗法的新眼药水

● 地夸磷索四钠滴眼液
● 瑞巴匹特滴眼液

3.地夸磷索四钠滴眼液 地夸磷索四钠是一个P2Y2受体激动剂，能够通过刺激眼表产生泪液和黏蛋白提高泪膜稳定性。有研究表明，蒸发过强型干眼患者应用地夸磷索四钠滴眼液也能改善泪膜稳定性，提高视觉质量。

4.瑞巴派特滴眼液 瑞巴派特，是一种2（1H）-喹啉酮的氨基酸衍生物，最开始用来保护胃，是一种治疗胃十二指肠溃疡和胃炎的药。瑞巴派特悬浮液近年来开发用于眼科领域。瑞巴派特的治疗效果显示其能够增加角膜和结膜黏蛋白样物质，并且在人体内改善角膜和结膜损伤情况。瑞巴派特能增加体外培养的结膜杯状细胞和角膜上皮细胞中的黏蛋白产量。

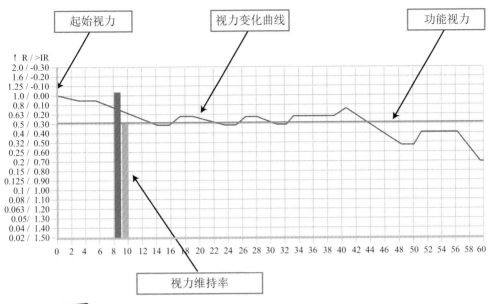

图 7-8 功能视力检测仪。上：视力随时间的变化；下：功能视力检测仪（日本，名古屋，兴和株式会社）

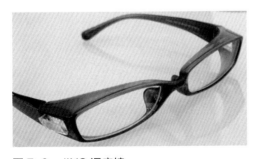

图 7-9 JINS 湿房镜

五、新的口服制剂

新的干眼治疗口服制剂

● 乳铁蛋白。

● ω-3 脂肪酸。

泪液乳铁蛋白水平是泪液分泌功能的指标，在干眼患者中降低。在大鼠中，

泪腺分泌功能与年龄相关干眼有关，这可能源于氧化应激；泪液中的乳铁蛋白浓度随着年龄增长而降低。

乳铁蛋白具有抗氧化作用，因为它可以结合游离铁，从而防止产生羟基自由基。乳铁蛋白也被认为具有抗感染作用。据报道，眼表面感染概率的增加以及干眼炎症的进展是由泪膜中乳铁蛋白的含量减少导致。

研究表明口服乳铁蛋白制剂能通过减弱氧化损伤和抑制炎症反应保护老龄鼠的泪腺功能。另一项研究显示干燥综合征患者口服补充乳铁蛋白能提高泪膜稳定性和修复眼表损伤。乳铁蛋白补充治疗被认为能够通过减弱氧化损伤和抑制炎症反应安全有效地治疗泪腺的年龄相关异常。

> **乳铁蛋白**
> - 存在于血清和外分泌物中的铁结合糖蛋白。
> - 抗炎效应。
> - 促进细胞生长和 DNA 合成。
> - 具有抗新生血管和抗肿瘤特性。
> - 抗氧化和抗癌活性。

ω-3 脂肪酸

ω-3 脂肪酸包括二十二碳六烯酸

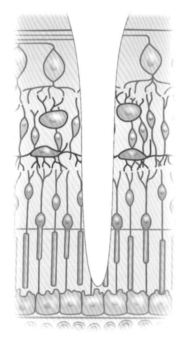

治疗目标		治疗药物
脂质层		热敷，眼睑按摩，少量应用眼膏，非处方药，*地夸磷索滴眼液
水液层 / 黏蛋白层	水液成分	人工泪液 玻璃酸钠 地夸磷索滴眼液 泪点塞
	分泌型黏蛋白	地夸磷索滴眼液 瑞巴派特滴眼液
上皮层	黏膜相关黏蛋白	地夸磷索滴眼液 瑞巴派特滴眼液
	上皮细胞（杯状细胞）	自体血清 表皮生长因子 （瑞巴派特滴眼液）
眼表炎症		环孢素 **激素瑞巴派特滴眼液

* 地夸磷索钠可以通过改善泪膜脂质层的涂布，增加泪液分泌来提高脂质层的功能

** 瑞巴派特通过其抗感染作用抑制眼表炎症

图 7-10　泪膜导向疗法（TFOT）（日本干眼学组 赠）

（DHA），二十碳五烯酸（EPA）和 α- 亚麻酸（ALA），不能由人体合成，但对正常新陈代谢至关重要。DHA 多不饱和脂肪酸主要存在于视网膜视杆细胞外节，在预防年龄相关性黄斑变性和干眼方面发挥作用。ω-3 必需脂肪酸具有抗炎作用，能从多个环节抑制炎症反应的过程，并且被证实在泪腺中能防止腺泡上皮细胞凋亡。补充 ω-3 能清除睑板腺炎症，促使睑板腺产生更薄、更优质的脂质保护泪膜和角膜进而治疗干眼。

六、干眼的抗衰老治疗

由于年龄增长会加重干眼，干预老化过程可能助于预防或治疗干眼。

防止细胞氧化和限制卡路里摄入可以减缓衰老进而治疗干眼。

抗衰老药物增加了干眼治疗的可能性。年龄相关的泪液和泪腺分泌功能的改变导致干眼的患病率增加。作为抗衰老策略，衰老过程可以通过控制活性氧物质或卡路里水平减缓。下面讨论了阻止细胞氧化和卡路里限制这两种重要的抗衰老策略，以及如何将这些理论应用于干眼的预防和治疗。

（一）抗细胞氧化策略

氧化应激已经越来越被认可是衰老的重要原因。活性氧（ROS）主要由线粒体正常代谢产生，其引起机体的进行性损伤导致功能下降定义为衰老。氧化应激是由 ROS 产生和机体防御机制消除 ROS 的能力之间的不平衡所引起的。氧化应激与许多急性和慢性疾病有关，在几种眼病中也是如此，包括年龄相关性黄斑变性、白内障、葡萄膜炎、早产儿视网膜病、角膜炎。

人们越来越认识到氧化应激损伤与眼表疾病的关系，对干眼的发病机制有了新的认识（图 7-11）。例如，浅层点状角膜病（SPK）常伴随氧化应激标志物、抗氧化剂相关基因表达和角膜上皮细胞中 ROS 产生的增加。这些发现表明氧化应激的累积与干眼角膜上皮改变的病理机制之间有很强的关系。组织氧化损伤和多形核白细胞增多均表明干眼患者泪膜中发生了氧化应激。这些反应导致相关组织的严重损伤。自由基和炎症可能参与疾病的发生和发展。

这些活性氧和自由基的毒性作用可以通过酶来消除。人体内的一些酶可防止细胞氧化，这其中包括以其强大的抗氧化能力而闻名的超氧化物歧化酶（SOD）。此项发现增加了治疗干眼的可能。

硒是体内氧化应激代谢的必需微量元素，硒蛋白 P（SeP）是硒的载体，并且在泪腺中大量表达。通过去除泪腺制备的大鼠干眼模型，应用 SeP 滴眼剂能有效改善大鼠眼表的各项干眼指标，抑制氧化应激标志物的产生。泪液 SeP 是保护眼表免细胞受环境氧化应激的关键分子。

通过帮助机体本身的抗氧化机制来

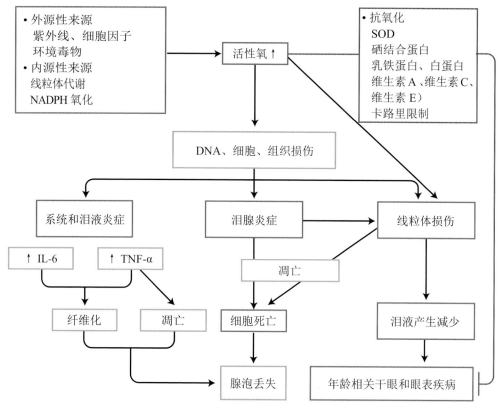

图 7-11 干眼的氧化应激理论

减少氧化应激是未来治疗干眼的方向。

目前还不清楚氧化应激是否是某些眼部疾病的主要始动因素。然而，越来越多的证据表明它至少在这些不同的眼部疾病中参与细胞损伤的进展。它在机体内与一系列细胞事件密切相关。这些不同细胞事件之间的相互作用不一定是级联关系，还可能是一个循环关系，其中氧化应激是重要环节。治疗性的抑制氧化应激可能起到打破"细胞死亡周期"的作用。

（二）卡路里限制策略

卡路里限制策略（caloric restriction,

CR）是指限制饮食中卡路里摄入量比正常卡路里摄入量低 30% ～ 50%，这是防止因衰老引起的各种器官功能衰退的唯一被科学证明的策略（图 7-12）。CR 能显著改变多种人体衰老相关的病理生理过程，这些变化延缓了许多年龄相关性疾病的发生，包括癌症、动脉粥样硬化和糖尿病。已报道 CR 可减少有丝分裂后组织中产生过量的 ROS。线粒体被认为是产生 ROS 最重要的细胞器。在某种程度上，衰老是由于在代谢过程中持续产生的活性氧引起的氧化应激状态积累的结果。在干眼领域，CR 可以

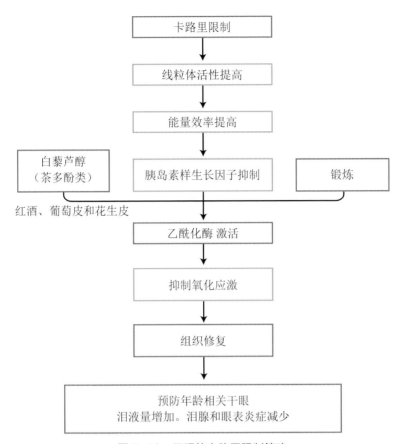

图 7-12 干眼的卡路里限制策略

通过减少泪腺的氧化损伤和炎症，防止与年龄相关的泪腺功能下降和形态学变化。

乙酰化酶在影响衰老和调节转录、凋亡和抗应激方面起了重要作用。CR诱导乙酰化酶激活，导致与长寿相关的各种基因上调。CR在抗衰老过程中通过影响基因的表达模式，促进机体的健康。抗衰老的方法已被研究应用于老年性干眼的防治。

卡路里限制可能导致乙酰化酶的上调，这可能延长寿命，减少干眼的发生。

白藜芦醇是一种多酚类物质，在红酒、葡萄皮和花生皮中被大量发现，由于其可以激活乙酰化酶基因，在延长寿命的过程中，其作用原理与CR的原理大致相同。使用白藜芦醇治疗干眼的策略也很有吸引力。人们预期白藜芦醇可以增加泪液量，同时也能抑制干眼患者泪腺和眼表面的炎症。因为炎症被认为是干眼病理机制中的重要因素，白藜芦醇可能是除环孢素A和其他抗炎药物外一种新的治疗干眼的药物。

在临床上，尽管干眼患者数量与日

俱增，但仍没有根本的治疗方法来增加泪液分泌。因此，在 CR 研究中的发现可能对眼科领域有重要的临床意义。CR 作为一种治疗方式，可能会揭示年龄相关干眼的发病机制，为干眼患者提供一种新的治疗策略。

七、总结

在老龄化社会中，年龄相关的功能障碍、健康损害和各类疾病急需人们的关注。其中一种年龄相关性疾病——干眼，正呈上升趋势。目前关于抗衰老相关药物是研究的热点，这类药物不仅为了治疗疾病，同时也能延长寿命提高生活质量。因此干预衰老过程可能是治疗年龄相关疾病的一种有效方法。未来应当注重衰老过程中关键调控机制的研究，如：IGF/胰岛素信号通路，mTOR 通路，乙酰化酶和分泌相关因子基因表达的分析；泪液成分的代谢组学分析；蛋白组学分析。干眼可以作为抗衰老研究的目标，阐明干眼的病理机制，进而为治疗干眼提供新的方案，其前景广阔。

本文符合伦理要求

利益冲突如下：

Kazuo Tsubota 是 Santen 制药有限公司的顾问。

Kazuo Tsubota 已获得 Santen 制药有限公司、兴和株式会社、大冢制药有限公司和 JIN 有限公司的研究资助。

Kazuo Tsubota 和 Minako Kaido 拥有功能视力检测仪及其方法的专利。（美国专利号：7470026）。

知情同意：所有程序都符合伦理委员会要求，以及 1975 年的《赫尔辛基宣言》，并于 2000 年修订。所有患者均获得知情同意书，以供研究之用。

第八章

病例研究

Jennifer P. Craig, Colin Chan, Marcella Salomão, Fernando Faria Correia, Isaac Ramos, Renato Ambrósio Jr, Victor L. Caparas, Minako Kaido, and Kazuo Tsubota

一、睑板腺功能不良病例

Jennifer P. Craig

（一）背景

一名 31 岁的女性（RM）6 个月前在眼科医生那里诊断为中度干眼，随后被转诊到眼表实验室（OSL）以获得对其病情最佳的治疗意见。RM 主诉眼部持续性的烧灼感和异物感，只有在睡觉时才会得到缓解。RM 发现她的生活质量恶化，同时无法持续长时间的工作。应用计算机工作十分困难，无法长时间使用屏幕。她担心参加任何在空调房间内的会议，由于干眼症状，她经常需要提前离开会场。在转诊至 OSL 前的 6 个月内，RM 已经试用了大量的人工泪液，同时医师为其开具的处方包括：强力霉素（50mg/d，持续 12 周）、间歇应用类固醇眼药水点眼（白天 0.12% 的醋酸泼尼松龙眼膏和夜间的 0.1% 的地塞米松眼膏）和抗生素眼药水点眼（氯霉素）。RM 诉说这些治疗方法对其症状没有明显改善，在某些情况下，甚至加重了她的症状。转诊时，RM 每天进行两次睑缘清洁。并且根据眼科医师的指示，她目前应用了泪点栓塞（Sharpoint Silicone Plugs, InterMed Medical Ltd.，NZ）、每日 2 次环孢素乳剂点眼（0.2%）（Optimis Pharmacy，Penrose，Auckland，NZ），以及按需使用不含防腐剂的人工泪液（Systane Ultra，Alcon 和 LacriLube 软膏，Allergan，晚上）。

（二）临床评估

在第一次就诊于 OSL 时，RM 眼部炎症明显。追问病史，她提到除了眼部刺激症状外，她还表现出明显的口干症状，并且在一般情况下无反射性眼泪的出现。因此我们对 RM 进行了一系列眼表健康状况和功能的综合测试，以找出 RM 症状的原因。用 McMonnies 干眼问卷和 OSDI（眼表疾病指数）分别对干眼症状和危险因素进行主观评估。两份干眼问卷的高分都表明患者有严重的干眼症状。无创客观检查提示泪河不规则,其高度为0.1mm。酚红棉线和非麻醉的Schirmer检测也提示泪腺功能降低,表明水缺乏是造成该患者干眼症状的原因。

通过干涉测量法评估泪脂层提示该患者还有蒸发过强型干眼。检查显示患者脂质层间断可见,应归类为缺失/开放网状模式,相当于0/1的脂质等级。双眼检查可见相应的高泪液蒸发率(Delfin Vapometer,芬兰)、泪液渗透压(TearLab,美国)和泪膜破裂时间缩短(Keeler Tearscope Plus TM, UK)。裂隙灯检查在睑缘发现MGD的典型征象,包括睑缘增厚、轻度毛细血管扩张,以及睑缘和睑板腺开口的明显角化,下眼睑尤为明显。同时也观察到患者睫毛处有轻微的结痂,这是葡萄球菌睑缘炎的特征,主要在上睑缘。

红外线睑板腺成像(SDZ电子,奥克兰,新西兰)发现患者有局限性的睑板腺缺失,上睑的腺体形态轻度不规则,下睑腺体有中断和中度萎缩(图8-1)。借助放在结膜侧的Mastrota板(OcuSoft,USA)手动按压睑板腺发现睑板腺分泌物很少。

荧光素和丽丝胺绿染色提示RM的角膜完整未受到明显影响。然而,在睑裂区,特别是鼻侧,结膜有中度的丽丝胺绿染色,表明存在死亡、失活细胞或细胞表面缺少蛋白聚糖,从而导致其具有疏水性。

(三)治疗

鉴于有必要采取多方面的手段来改善患者由于多因素所引起的症状,我们采取了一种分阶段的干眼治疗方案。这例患者的泪膜和眼表特征表明其合并了水液缺乏和蒸发过强型干眼。下面依次描述这两方面的处理方法。

1. 水液缺乏型 在转诊时,患者应用泪点栓塞、环孢素(0.2%)点眼

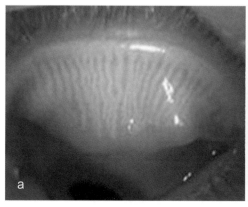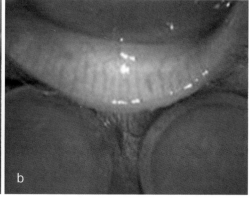

图8-1 a.上睑睑板腺成像;b.下睑睑板腺成像

和人工泪液点眼的组合，患者耐受性良好，足以把泪河的高度保持在适度的范围内。因此，在这一方面的治疗计划没有改变，尤其是考虑到患者对多种眼部药物的敏感性，包括脂质/水性组合产品。然而，口干和眼干的症状提示患者可能存在全身性疾病的可能，提示需要进行血清学评估，以检测与干燥综合征相关的自身抗体，包括类风湿因子（RF）、抗核抗体（ANA）、抗 SS-A / Ro 和抗 SS-B / La。RM 这些抗体的检查为阴性，因此并不能明确诊断 Sjögren 综合征。抗 SSA / Ro 的抗体在 50% 的 Sjögren 综合征患者中呈阳性，而在 Sjögren 综合征患者中发现抗 SSB / La 抗体阳性的更少，约为 30%。RM 病例中部分抗体的滴度处于临界值，提示将来可能需要对其进行重复评估。

2. 蒸发过强型 在进行血清学检测后，转诊至眼表实验室的下一步是指导治疗 RM 的睑板腺功能障碍及其后遗症。刚转诊过来时，根据她的眼科医师的建议，RM 每天二次应用相关产品进行睑缘清洁，然后用微波加热的小麦袋进行 10 分钟的眼睑热敷。进行这些治疗后，RM 的症状有所缓解。进行适当的清洗后，RM 进行了眼睑的热敷和按摩。在本病例中，对于环境暴露的改进不仅要最大限度地减少暴露于由空调和高气流环境造成的低相对湿度环境，还要避免暴露于可能破坏泪膜稳定性的化

学物质的空气中。RM 诉其曾在位于车辆油漆喷涂场地附近的建筑物中工作，经常暴露于油漆和相关化学品的有害烟雾中。例如，涂料稀释剂主要是脂肪族碳氢化合物的混合物，其蒸气被认为会诱发结膜和角膜刺激以及炎症。在皮肤周围形成密封空间的护目镜可保护局部环境，有助于在眼表周围维持更高湿度的环境，还可减少暴露于空气中的刺激物。带有泡沫植入物的眼镜具有类似的功能，且更加美观。因此在这种情况下推荐使用这种眼镜来改善症状（http://www.7eye.com/）。有趣的是，在这种情况下，患者决定改变自己的工作，随后其眼部不适症状的严重程度得到明显改善，从而证实了空气污染物是加剧她干眼症状的重要因素。

RM 眼表的低脂质状态是因为睑板腺口的堵塞，而睑缘表面的过度角化是导致其堵塞的原因（图 8-2a）。睑板腺导管系统的过度角化被认为是梗阻性 MGD 发展的核心机制。

为了促进睑板腺分泌物从下睑板腺排出，我们决定清理睑缘。应用 0.4% 奥布卡因（Bausch & Lomb）进行睑缘局部麻醉，然后用丽丝胺绿染色（图 8-2b）以凸显角化区域。在裂隙灯的放大下，应用小刮匙在睑缘表面仔细清除碎屑（图 8-2c），并轻轻去除多余的角化组织。清洁后的睑缘明显较前平滑，如图 8-2d，并且产生分泌物的腺体数量

显著增加。迄今为止，这种改善已经维持了超过 8 个月。

因此睑缘清洁在促进睑板腺分泌物流出上是十分有效的。但有点令人失望的是，睑缘清洁后产生的脂质层质量差并且泪膜缺乏稳定性，无创的泪膜破裂时间只有 4 秒。异常颜色的脂质条纹（图8-3a）表明脂质较少或缺失的区域存在脂质小球。没有汇合的脂质层无法发挥其抑制泪液蒸发的功能。

因此需要调控脂质质量的方法。长期服用小剂量强力霉素（如 50mg/d，持续 2～3 个月）是改善 MGD 腺体功能的有效方法，从而能够潜在地治疗 MGD。低剂量四环素可以抑制细菌脂肪酶生成，从而改善眼表脂质，否则这些脂肪酶会导致 MGD 中的泪膜不稳定。这里反映出的是它的抗炎性而不是抗细菌性。然而，我们的患者在之前的疗程中对多西环素反应不佳，并且不愿意进

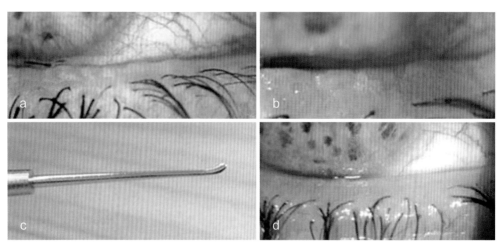

图 8-2　a. 下睑过度角化；b. 应用丽丝胺绿染色角化组织；c. 清洁刮匙；d. 清洁后的睑缘质量

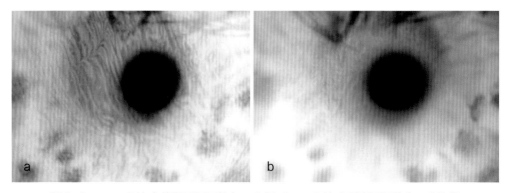

图 8-3　a. ω-3 治疗前脂质层不均匀，0 级；b. ω-3 治疗后脂质层均匀，2/3 级

一步采用多西环素治疗。因此我们采用饮食这种更自然的脂质层改变方法。补充必需脂肪酸对于全身具有抗炎作用，由于 ω-3 脂肪酸、二十碳五烯酸和 ω-6 脂肪酸、花生四烯酸之间的竞争性抑制作用，阻止了炎症因子的合成。越来越多的证据表明，饮食中补充 ω-3 脂肪酸对 MGD 具有积极影响。最近一项随机安慰剂对照试验观察到了症状以及临床体征的改善，如睑缘炎症、睑板腺分泌物、泪膜稳定性和泪液产生。

事实上，这种改善是在 RM 有意识地增加 ω-3 摄入量后实现的。摄入的两种方式包括经常食用熏鲑鱼以及营养补充剂。经过 8 周的时间，她的无创泪膜破裂时间增加了约 3.5 秒，同时脂质层质量改善成为 marmoreal / wave 组合模式（厚度 60 ~ 80nm），这意味着存在完整的脂质层（图 8-3b）。眼睑蒸发率相应下降。

同时，在睑缘清洁和饮食改变后，还观察到球结膜充血减少（图 8-4），症状有所缓解。

在饮食改变之后，RM 的泪膜和眼表面状况趋于稳定，尽管症状没有完全改善，但也在可以忍受的范围内。为了进一步缓解症状，RM 选择参与眼表实验室的 E> Eye Intense Pulsed Light（IPL）用于 MGD 的治疗试验。作为 MGD 疗法的 IPL 技术是在针对红斑痤疮患者进行美容 IPL 皮肤治疗期间被发现的，治疗过程中注意到具有眼部相关红斑痤疮的个体在上睑颊部接受 IPL 治疗之后，其干眼症状有所改善。Toyos 是美国在应用 IPL 治疗 MGD 领域比较突出的一家公司，而 IPL 这项技术恰恰是基于其个人的临床研究成果。然而，这些治疗方式的呈现需要随机、安慰剂对照试验来确定其真正的益处。当然，从个体的角度来看，自从 RM 开始进行每月的

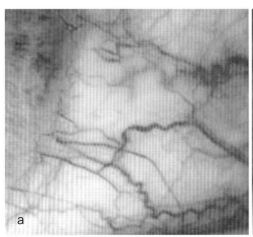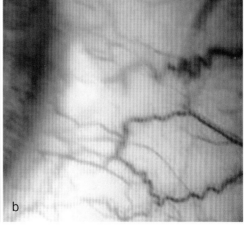

图 8-4 球结膜充血情况，在睑缘清洁和 ω-3 治疗之前（a）以及之后（b）

IPL 治疗后，RM 睑板腺功能进一步好转，脂质层质量的改善立竿见影。

她目前呈现无定形 / 正常颜色的脂质条纹图案，对应于脂质等级 4/5（图 8-5），伴有眼部不适症状减轻。

目前，RM 对其刺激症状的改善很满意，同时，她对自己红眼外观的改善感到高兴。她的生活质量得到了显著提高，现在她可以在不明显限制活动的情况下整天工作。她继续使用环孢素治疗、泪点栓塞和人工泪液，晚上补充眼膏。由于有机硅泪点塞会导致间歇性机械刺激，患者目前存在继发性泪点肥大，最近已经去寻求更持久的泪点阻塞溶液来替代硅胶塞。睑缘清洁，热敷和人工按摩已经成为 RM 日常生活的一部分。这些正在进行的手段，加上与睑缘鳞屑清除、饮食调节和每月的 IPL 治疗的综合疗法，用 RM 自己的话说就是综合治疗给了她重生。

二、干眼病例报道 1

Colin Chan

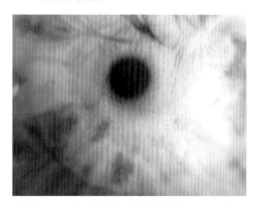

图 8-5　IPL 治疗之后脂质层均匀，4/5 级

视光医师汇报了一名 56 岁从事个体经营妇女的病例，她有多年干眼病史并长期佩戴隐形眼镜。曾经使用过 TheraTears 滴眼液，TheraTears 亚麻仁和鱼油补充剂，甲派硫庚酮和热敷等治疗方式，均能部分缓解干眼症状。干燥综合征血清学检测为阴性。考虑到隐形眼镜耐受问题及患者干眼不适合激光治疗，她最终考虑屈光性晶体置换术。

裂隙灯检查发现双眼下睑轻微乳头状改变和睫状充血，明显的睑缘炎和睑板腺受累表现；双眼泪膜破裂时间均为 3 秒。最佳矫正视力右眼经 +2.75/–0.25×125 到 6/7.5，左眼经 +2.75/–0.50×180 到 6/7.5。角膜地形图显示双眼规则散光。诊断为继发于睑板腺功能障碍和接触镜相关的角膜结膜炎 / 过敏的干眼。

初始治疗采用 FML 脉冲治疗每日 3 次，共 3 周，患者治疗效果良好。之后使用甲派硫庚酮，继续 ω-3 补充治疗和热敷。患者双眼 TBUT 增加到 5 秒，睫状充血明显减轻。

患者表示治疗后期视力显著降低，刺激症状加重，右眼尤其明显。她近期由于房屋翻修和新西兰旅行，双眼情况恶化。她已经最低频率地佩戴接触镜。最佳矫正视力右眼经 +1.50/– 0.75×151 仅矫正到 6/45，左眼经 +2.25/– 0.25×86 矫正到 6/18。右眼角膜浅层混浊，上皮点状缺损；左眼角膜弥漫性钱币样混浊（图 8-6，图 8-7）。角膜地形图显示角膜不规则散光（图 8-8）。每日使用泼尼松 3 次，甲派硫庚酮 3 次和美满霉素 50mg，2 个月后患者角膜混浊及不规则散光消退。

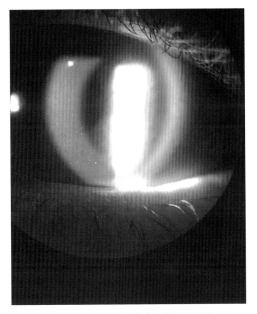

图 8-6　右眼角膜浅层轻度混浊

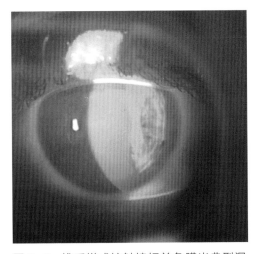

图 8-7　钱币样或接触镜相关角膜炎典型混浊区域的点状染色

讨论

干眼会增加接触镜相关角结膜炎发生的可能性及严重程度。这位已经女士最低频率地使用接触镜，但是有严重的接触镜相关角膜炎病史。如不及时处理将造成不可逆的最佳矫正视力丢失与角膜不规则散光的持续存在。

炎症反应是严重干眼和接触镜相关角膜炎发病的关键，因此推荐局部使用皮质类固醇激素脉冲治疗。兼具抗组胺和肥大细胞稳定双重作用的药物，如甲派硫庚酮或帕坦洛由于同时具有抗过敏和抗炎作用，可以有效地辅助治疗干眼。该案例还提供了其他可用于干眼的治疗方式，包括 ω-3 补充治疗和美满霉素。ω-3 具有抗炎和改善睑板腺脂质分泌物形态的作用。

在老年患者中，屈光性晶状体置换是激光手术的合理替代，尤其适用于那些眼睛干涩不适合激光手术的患者。白内障手术可能加重干眼，因此术前优化眼表是很重要的。术后缓解干眼的方法包括泪点塞植入，ω-3 补充治疗和适当延长局部皮质类固醇激素点眼时间。

三、干眼病例报道 2

Colin Chan

这个病例来自一位 55 岁女性的自我陈述。近 2 年来，她自觉眼干、异物感和有人在她眼睛上吹气的感觉并日益严重。近期，她感觉到眼睛夜间疼痛，

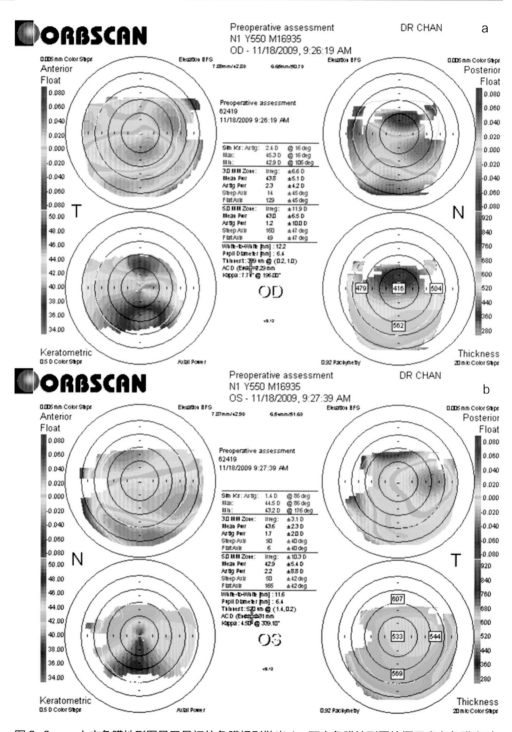

图 8-8 a. 上方角膜地形图显示最初的角膜规则散光；b. 下方角膜地形图拍摄于患者角膜炎时，表现为不规则散光导致最佳矫正视力的下降

导致她多次夜间醒来并涂抹 PolyVisc 滋润眼膏。她已经尝试了多款润眼液，就诊于多名视光医生和眼科医生门诊。她被干眼症状折磨得非常痛苦，几乎不能履行教师的职责。她否认其他严重病史。她正处于更年期，但没有使用激素替代治疗。干燥综合征血清学检查为阴性。

检查结果如下：

- Schirmer Ⅰ 试验右眼 1mm，左眼 1mm。

- TBUT 右眼 1～2 秒，左眼 1～2 秒。

- 双眼睑板腺功能障碍 +++。

- 双眼角膜下方点状上皮糜烂。

- 睑缘炎。

- 上皮下混浊、地图 - 点状 - 指纹状角膜营养不良典型染色阴性（图 8-9，图 8-10）。

最初的治疗是为了改善她的睑板腺功能障碍（MGD）和睑缘炎，使用眼睑清洁剂、氟米龙和 ω-3 补充治疗。即使双眼 TBUT 提高到 4 秒，每天增加 100mg 强力霉素，口服，患者的主观症状也没有改善。强力霉素无效时，建议使用泪点栓塞。该患者经泪点栓塞并无好转。

笔者决定主要针对地图 - 点状 - 指纹状角膜营养不良治疗，使用 5% 高渗盐溶液，每日 3 次后患者症状明显改善。使用自体血清点眼数月后，患者自觉症状缓解，夜间不适症状消失。

关键点

从这个病例报道中可以吸取一些教训。

1. 地图 - 点状 - 指纹状角膜营养不良（MDF）最初可能没有症状，或者角

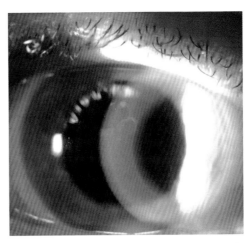

图 8-9 地图－点状－指纹状角膜营养不良典型的上皮下点 / 指状混浊

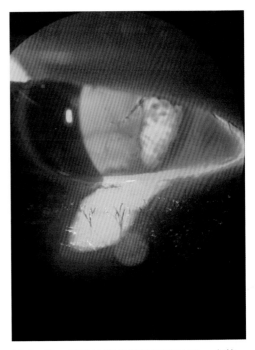

图 8-10 荧光素染色阴性表明地图－点状－指纹状角膜营养不良典型的上皮不规则性

膜表现轻微，因此经常被漏诊。它是最常见的角膜营养不良，发病率高达 43%。只有 30% 表现为典型的复发性溃疡。如果患者主诉夜间眼干则要怀疑这一疾病。

2. MDF 在女性中更为常见。

诊断的线索有：

● 角膜上皮下轻微地图状改变，角膜浅层典型白色线条状改变，经常累及眼睑（图 8-11）。

● 地图状线状荧光染色为阴性（图 8-12）。

● 角膜地形图上表现为角膜不规则。

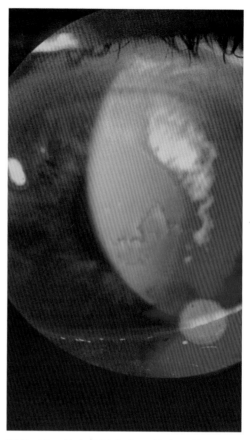

图 8-12　荧光素钠染色阴性表明地图－点状－指纹状营养不良典型上皮不规则性

3. MDF 与干眼相似。干眼可加重 MDF。

4. 有时很难去判断导致患者出现症状的主要原因是干眼还是 MDF。如果干眼治疗后患者未见好转，考虑采取 MDF 的特殊治疗，如高渗盐水或者自体血清。

四、LASIK 术后干眼病例报道

Marcella Salomão, Fernando Faria Correia, Isaac Ramos, and Renato

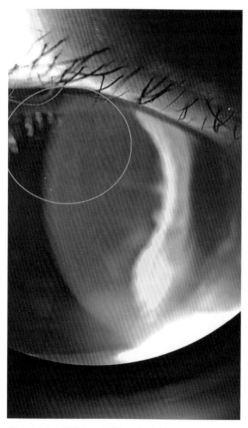

图 8-11　地图－点状－指纹状营养不良典型的上皮下点／指纹状混浊

Ambrósio Jr

（一）介绍

激光原位角膜磨镶术（LASIK）是最常用的屈光手术。技术和设备的发展提高了 LASIK 术后效果，并减少了术后并发症。然而，术后最常见的问题之一是 LASIK 相关干眼，它被认为是使患者不满和医师沮丧的主要原因之一。在皮瓣形成和基质消融期间神经损伤，LASIK 诱发神经营养性上皮病变（LINE），被认为在 LASIK 术后干眼发挥重要的作用。我们报道一例 LASIK 术后感到非常失望的干眼病人病例，其满意度在眼表情况治疗后，明显改善。

（二）病例报道

一名 43 岁女性因为双眼视力波动、视疲劳和视觉质量差第二次就诊。4 个月前，她进行了常规的 LASIK 手术。术前的医疗记录不详，但她术前有中度近视散光。在过去的几个月里，她不规律地使用人工泪液。UDVA 右眼 20/40，左眼 20/30。最佳矫正视力右眼－0.75–0.75×145 矫正到 20/30，左眼－1.00–0.75×85 S 矫正到 20/25。裂隙灯生物显微镜检查发现双眼中心鼻侧可见 LASIK 皮瓣，界线清楚，无皱褶或角膜混浊。然而，在双眼中、下角膜均可见点状上皮缺损（图 8-13）和角膜区域瓣染色。上午 11 时 GAT 眼压右眼

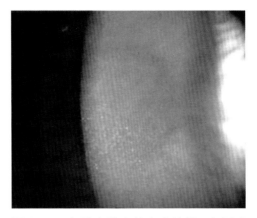

图 8-13　角膜皮瓣点状上皮缺损，包括瞳孔区

11mmHg，左眼 8mmHg。双眼眼底正常。

图 8-14 基于 Placido 环的前部角膜地形图的轴向图揭示双眼中央角膜平坦，表明接受过近视治疗。有趣的是，投影到角膜上的 Placido 环显示畸变和差异，强烈暗示角膜前部泪膜的不规则性。射线追踪像差折射图证明了双眼明显的高阶像差，特别是彗差和三叶草（图 8-15），这与患者提到的视觉质量差相一致。

根据上述发现，提出 LASIK 相关干眼的诊断，典型的 LINE 发现可以证明这一诊断。建议的治疗方法是局部眼表润滑和 ω-3 必需脂肪酸（EFA）的补充。

治疗 3 周后，患者视力明显提高，眼表症状明显改善。UDVA 右眼 20/30，左眼 20/25。此时，最佳矫正视力右眼－0.25–0.50×152 到 20/20，左眼－0.75×92 到 20/20。裂隙灯检查显示

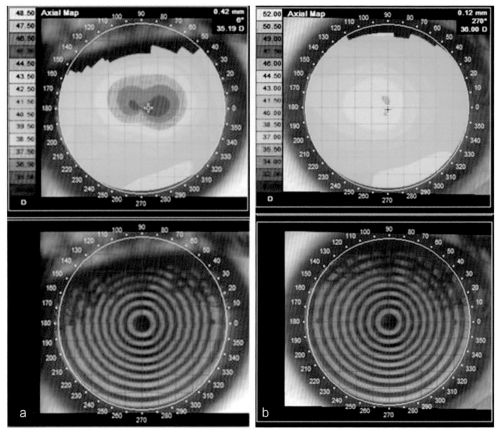

图 8-14 基于 Placido 环的前部角膜地形图轴向图和 Placido 环反射到 OD（a）和 OS（b）角膜上的图像表明双眼的差异和畸变

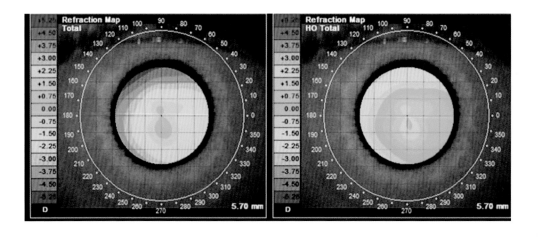

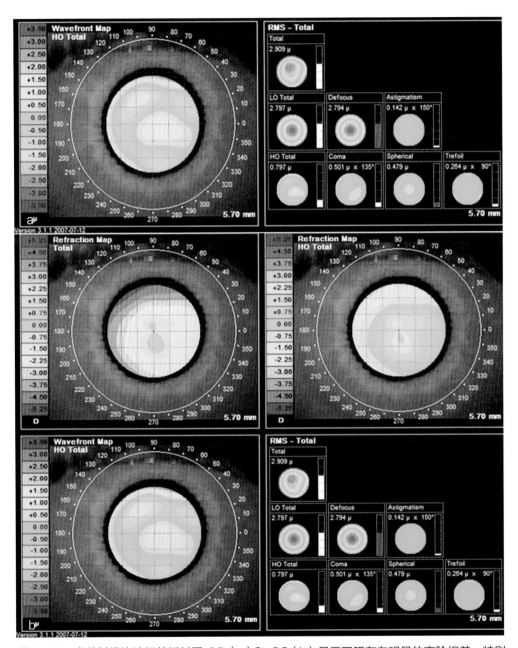

图 8-15　术前射线追踪相差折射图 OD（a）和 OS（b）显示双眼存在明显的高阶相差，特别是彗差和三叶草

无点状上皮缺损，双眼泪膜质量改善。图 8-16 客观反映了这些症状的改善与视觉质量的提高相关。图 8-16 比较了自动调节和模拟 Snellen E 图，后者是根据治疗前后像差数来模拟患者的视力。

（三）讨论

LASIK 相关干眼仍然是患者不满意的主要原因之一。这类主诉可能包括视觉质量，甚至与其他并发症如回退相关。很多患者症状不明显，但是存在有关视觉质量的主观不适。患者的教育和辅导，合理治疗眼表情况能够改善患者不适，但并不是绝对有效，预防是最好的方法。功能失调泪膜综合征（DTS）是一种复杂的多因子状态，被认为是术后严重干眼一个主要的危险因素。大部分患者选择屈光手术治疗是因为佩戴角膜接触镜困难，而后者的主要原因是潜在的 DTS。

五、药物治疗干眼的病例报道

Victor L. Capavas

（一）病例讨论

一个 66 岁男性患者由于严重的干眼症状，如沙砾感、异物感和短时间阅读后眼表极度不适就诊。他提供了患病两年半期间的医师处方，随着时间的变化，他使用过各种干眼药物，包括类固醇激素，环孢素和几乎每种商用眼表润滑药。目前，他依赖血管收缩剂来减轻持续的眼红。他一直在皮肤科治疗"痤疮"，经过检查，确诊为红斑痤疮。他患有高血压，服用利尿药和 β 受体阻滞药。他停止了之前的干眼治疗，除了羟甲基纤维素每 20 分钟使用一次外，停用了所有的滴眼液。

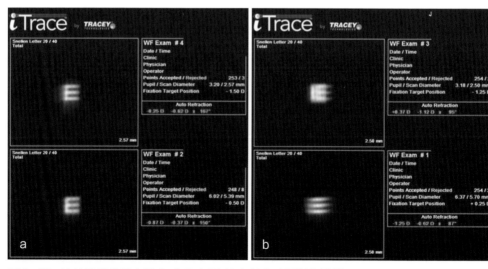

图 8-16　比较治疗前后右眼（a）和左眼（b）的自动折射和模拟 Snellen E 图

OSDI 得分为 93.8。检查显示双眼最佳矫正视力 20/25，双眼结膜充血，严重的角结膜染色。双眼泪膜破裂时间（BUT）均少于 2 秒。双眼泪液分泌实验为 4mm。下睑泪河高度几乎不存在。他的睑缘增厚充血，局部凹陷。双眼仅见 1～2 个中央睑板腺的开口，分泌稠厚分泌物（图 8-17～图 8-19）。

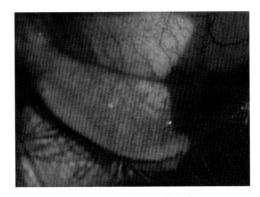

图 8-17　严重结膜充血

首先考虑

1. 严重干眼：严重症状和体征。

2. 严重MGD。

3. 红斑痤疮。

4. 已知干眼药物的影响：

眼部药物：血管收缩药，含有防腐剂的人工泪液。

系统性药物：利尿药，β 受体阻滞药

5. 非抗感染药物。

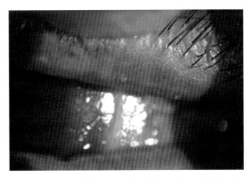

图 8-18　睑缘增厚和血管化，开口阻塞和瘢痕化

最初的治疗方案是：

1. 氟米龙滴眼液，每日 3 次，仅使用 2 周。

2. 0.05% 环孢素滴眼液，每日 2 次。

3. 强力霉素，每日 100mg，顿服。

4. 不含防腐剂的人工泪液。

5. 热敷，每日 2 次。

6. ω-3 脂肪酸膳食补充剂，300mg。

7. 修改全身用药：替代 β 受体阻滞药 / 利尿药。

8. 停止血管收缩药。

9. 教育：建议避免干燥，潮湿的空调环境，调整阅读 / 电脑角度。

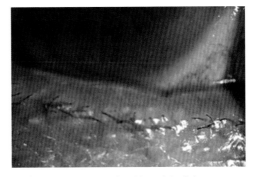

图 8-19　睑缘的凹陷和隆起

10. 建议耐心！

经过 2 周的激素治疗，患者症状轻度缓解，眼红中度消退。经过 3 个月治疗，OSDI 分数为 72.9，TBUT 增加到 4 秒，

泪河高度可见。眼表点染减少了50%。尽管客观体征有所改善，患者仍然感到不适。经过讨论，他改用自体血清，每天8次。暂时停用环孢素，人工泪液根据需要继续使用。强力霉素由于良好的耐受性，可以持续使用。

患者对自体血清的耐受性很好，经过6个月治疗，他的症状慢慢改善（其实他主动提出血清是重要的治疗方式）。角膜点染消失，结膜点染已基本看不到。TBUT增加到7秒左右，泪液分泌试验增加到7～8mm。睑缘的炎症消退，但开口的数量和分泌物的质量只轻微改善。他的红斑痤疮也明显改善。尽管客观检查有所改善，他仍然主诉异物感和不得不经常眨眼。为了补充泪液量，双眼上下泪点植入临时胶原泪点塞。自体血清继续使用，但为了减少了他静脉刺穿次数，自体血清与环孢素每月交替使用。虽然他没有不良反应，强力霉素也暂时停止使用。

经过整整一年的治疗，患者称他大多数时间感觉是舒适的。经过几次复查，他声称比他开始时好多了。所有可测量的体征均有明显改善；然而，他的睑板腺的数量和质量仅稍微好转。人工泪液的使用（不含防腐剂的纤维素衍生物与乳化油交替使用）减少到每日6次，每晚使用一次凝胶。在正常情况下，双眼都很安静，无充血（图8-20，图8-21）。

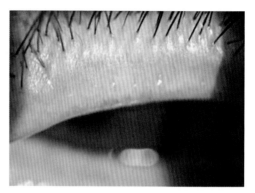

图8-20　睑缘血管化减少，睑板腺分泌物由之前的脂栓变为轻度混浊液体

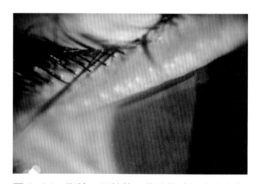

图8-21　脂栓，颗粒状，浆液状睑板腺分泌物

建议

1. 体征的改善与症状的改善没有必然联系。
2. 干眼症状随着红斑痤疮的改善而改善。
3. 自体血清似乎显著改善了患者症状，减少了对润滑剂的依赖性。
4. 长期强力霉素使用的副作用可能随着使用年限的增加而增加，即使起初耐受性好，经过几个月的使用依然需要停用。
5. 泪点塞仅在炎症被控制的时候使用。
6. MGD的改善不显著，仍然是这个患者治疗的一个挑战。

六、干眼：未来的方向和研究病例报道

Minako Kaido and Kazuo Tsubota

1. 病例报道

一个 44 岁的短 BUT 男性干眼患者，采用地夸磷索钠新型眼药水治疗。经过 1 个月治疗，主观干眼症状缓解 80%。高阶相差彩色编码图 [均方根（RMS；mm）]；4.0mm 瞳孔）在经过地夸磷索钠新型眼药水治疗之前（上面）和治疗 1 个月后（下面）的结果如图 8-22 所示。经过治疗，高阶相差降低，彩色编码稳定性增加。

2. 病例报道

1 个患有干燥综合征的 59 岁女性使用透明质酸钠和上下泪点塞，配合使用瑞巴派特悬浮液这一新型眼药水。经过治疗表层角膜炎改善。

经过 3 个月治疗，功能性视力改善，高阶相差下降（图 8-23）。

要点

● 地夸磷索钠和瑞巴派特是干眼的两种新型治疗方式。

● 干眼可导致高阶像差的增加。

● 干眼可导致下列指标的下降。

－最佳矫正视力。

－对比敏感度。

－功能性视觉质量（瞬目之间的视力的稳定性）。

本章符合伦理要求

Jennifer Craig，Colin Chan，Fernando Faria Correia，Issac Ramos，Marcella

使用地夸磷索钠滴眼液之前

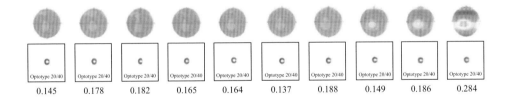

| 0.145 | 0.178 | 0.182 | 0.165 | 0.164 | 0.137 | 0.188 | 0.149 | 0.186 | 0.284 |

使用地夸磷索钠滴眼液治疗 3 个月之后

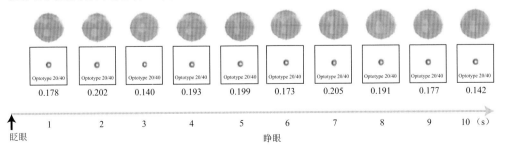

| 0.178 | 0.202 | 0.140 | 0.193 | 0.199 | 0.173 | 0.205 | 0.191 | 0.177 | 0.142 |

1　2　3　4　5　6　7　8　9　10（s）

↑
眨眼　　　　　　　　　　　　　睁眼

图 8-22　地夸磷索钠滴眼液治疗的典型病例。经过治疗，高阶相差减少，彩色编码图稳定性增加

使用瑞巴派特滴眼液之前

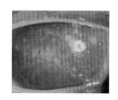
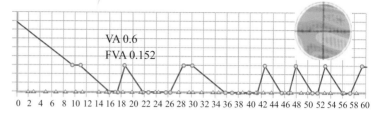

使用瑞巴派特滴眼液治疗 3 个月之后

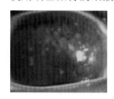
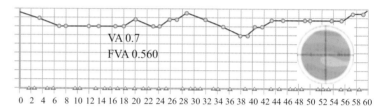

图 8-23　瑞巴派特眼药水治疗的典型病例。经过 3 个月治疗，功能性视力提高，高阶像差减少

Salomao and Renato Ambrosio Jr. 宣称他们没有利益冲突。Victor Caparas 已经从 Alcon 和 Allergan 获得了演讲者的酬金。他在任何一家公司都没有股票。KazuoTsubota 是参天制药公司的顾问，Co.，Ltd. Kazuo Tsubota 从参天药业有限公司、Kowa 有限公司、Otsuka 药物有限公司和金雄有限公司获得研究补助金；Kazuo Tsubota 和 Minako Kaido 持有方法专利权及用于测量功能性视力的仪器（美国专利号：7470026）。

所有程序均符合人类实验责任委员会的伦理标准（机构和国家），与 1975 年和 2000 年修订版《赫尔辛基宣言》相符，所有纳入研究的患者均知情同意。

作者在这篇文章中没有进行动物实验。